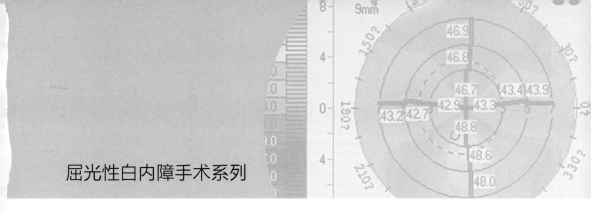

屈光性白内障手术系列

环曲面人工晶状体的临床实践

Toric Intraocular Lenses for the
Clinical Practice of Cataract Surgery

俞阿勇　著

编写秘书　邵　旭

作者单位　温州医科大学附属眼视光医院

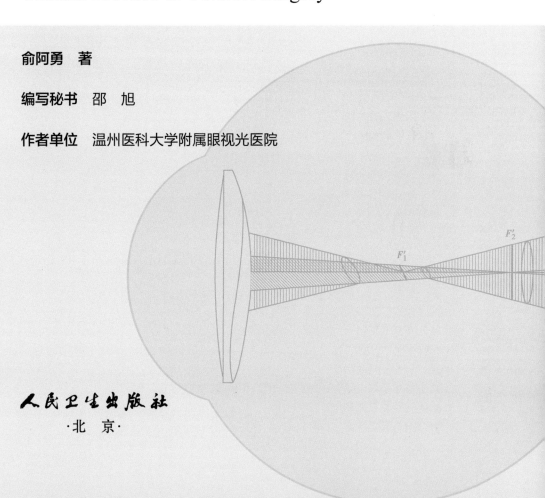

人民卫生出版社
·北京·

图书在版编目（CIP）数据

环曲面人工晶状体的临床实践 / 俞阿勇著. —北京：
人民卫生出版社，2024.2

（屈光性白内障手术系列）

ISBN 978-7-117-36059-3

Ⅰ. ①环…　Ⅱ. ①俞…　Ⅲ. ①人工晶体　Ⅳ.
①R318.18

中国国家版本馆 CIP 数据核字（2024）第 049581 号

人卫智网	www.ipmph.com	医学教育、学术、考试、健康， 购书智慧智能综合服务平台
人卫官网	www.pmph.com	人卫官方资讯发布平台

环曲面人工晶状体的临床实践

Huanqumian Rengong Jingzhuangti de Linchuang Shijian

著　　者：俞阿勇

出版发行：人民卫生出版社（中继线 010-59780011）

地　　址：北京市朝阳区潘家园南里 19 号

邮　　编：100021

E - mail：pmph @ pmph.com

购书热线：010-59787592　010-59787584　010-65264830

印　　刷：北京华联印刷有限公司

经　　销：新华书店

开　　本：710 × 1000　1/16　印张：9

字　　数：157 千字

版　　次：2024 年 2 月第 1 版

印　　次：2024 年 4 月第 1 次印刷

标准书号：ISBN 978-7-117-36059-3

定　　价：98.00 元

打击盗版举报电话：**010-59787491**　**E-mail：WQ @ pmph.com**

质量问题联系电话：**010-59787234**　**E-mail：zhiliang @ pmph.com**

数字融合服务电话：**4001118166**　　**E-mail：zengzhi @ pmph.com**

前　言

　　白内障手术已从复明手术向屈光手术转变，术后不仅要看见，更需要看得清晰、看得舒适、看得持久。然而，角膜散光在白内障患者中很常见，约有36% 大于 1.0D，8% 大于 2.0D；如果对这些白内障患者的角膜散光不加以矫正，则会影响术后视觉质量，这也是导致白内障患者术后视力不佳的重要原因之一。目前在白内障术中，矫正角膜散光的主要手术方法包括环曲面人工晶状体（toric intraocular lens, Toric IOL）植入术，个体化的手术切口，散光性角膜切开术，角膜缘松解术等。本书主要介绍白内障摘除合并 Toric IOL 植入术。

　　白内障摘除合并 Toric IOL 植入术已被证明是矫正白内障患者角膜散光的有效和可靠的方法之一，并被广泛应用于临床。不过，Toric IOL 在临床实际应用中仍然存在一些难点，并需要关注一些要点，否则可能影响其矫正散光的预期效果。若想让患者获得良好的疗效和医疗体验，需要医师和患者密切配合，在术前健康评估、生物测量、散光计算、Toric IOL 选择、手术操作、手术效果评估、术后随访管理等关键环节秉持一丝不苟的严谨态度，确保医疗措施科学到位。

　　本团队在角膜散光和 Toric IOL 手术方面开展了一些前期研究和临床工作。在与眼科同道分享交流过程中，我们发现仍缺少系统、全面介绍 Toric IOL 在屈光性白内障手术临床实践应用的相关著作，眼科同道们在临床应用时亦缺少系统的参考书籍。我们决心尝试对国内外该领域的相关研究和实践作系统的梳理，结合本团队的临床实践，总结成书出版。本书初稿成稿于2017 年，原计划于 2019 年出版，后由于新冠肺炎疫情影响而延误组稿，今日才与诸位得见，甚为感慨！

　　本书主要从散光的基本原理、角膜散光的精准测量、矢量分析与科学计算、Toric IOL 的设计与选择、手术患者的规范筛选、术前准备、手术流程要点、术后效果分析与科学管理等方面，系统、科学、与时俱进地阐述 Toric IOL

3

的临床实践。此外，为了集学术性、实用性于一身，本书还以典型病例来阐述诊疗思路。为了全书介绍方便，本书主要选择以 Scheimpflug 原理眼前节分析仪（Pentacam、Scansys）为例进行介绍，但是所述的基本原则也同样适用于其他设备的检查结果。同时，采用小开本的版式，便于临床工作中的携带和查阅，希望成为广大眼科医务工作者临床诊疗中的重要工具书。

Toric IOL 在眼科临床中需要一个实践、探索、总结、完善的过程。囿于个人学识水平，本书难免存在局限性，敬请同道们提出宝贵意见，使我们的工作能有更好的改进。

在本书的编撰过程中，我的团队成员（以姓氏汉语拼音为序）潘安鹏、周开晶，以及研究生（以姓氏汉语拼音为序）胡亦冉、汪降擎、王岚、温丽金、徐依、杨静梅、赵宇涵、朱志敏付出了辛勤劳动，在此向他们表示深深的谢意！

希望本书的出版能够增进眼科同道的交流，更好地让 Toric IOL 服务于白内障临床实践，进一步提升我国学者在该领域的临床和学术水平，以造福广大患者！

俞阿勇

2023 年 5 月 11 日

目　录

关注人卫眼科公众号

新书介绍　最新书目

第 一 章

角 膜 散 光

第一节 散 光 概 述

平行光线经过光学界面后不能聚焦于单一像点,称为散光(astigmatism),该光学面称为散光面。

散光由光学界面的折射力分布不均所致。根据散光面的规则性,散光分为规则散光(regular astigmatism)和不规则散光(irregular astigmatism)。

规则散光是指散光面的两条主子午线相互垂直,即陡峭子午线与平坦子午线夹角成90°,在角膜地形图形态上表现为对称领结形(图1-1-1);否则为不规则散光。以正柱镜为例,其轴所在的子午线方向上折射力为零,而与轴垂直的子午线方向上的折射力最大。

人眼的屈光界面往往不是单纯的柱镜面,而是环曲面(toric),即轴向所在的子午线也具有屈光力(不为零),且不等于与轴垂直方向上的屈光力。

环曲面最大正屈光力所在的主子午线称为陡峭子午线(K_s),最小正屈光力所在的主子午线称为平坦子午线(K_f),两者相互垂直,且两者夹角间各子午线的屈光力介于两者之间。

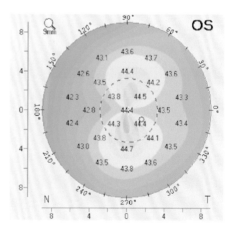

图 1-1-1 角膜规则散光的角膜地形图表现示例

环曲面由于各子午线上的屈光力不等,平行光线经过后会在像方空间形成圆锥体状的光锥,称为 Sturm 光锥。如图 1-1-2 所示,该环曲面同时形成两条分离且相互垂直的像线,在这两条像线之间的距离称为 Sturm 间隔;由于该环曲面的陡峭子午线在 90° 方向，平坦子午线在 180° 方向，成像时的形状依次为横椭圆、水平线、圆形（最小弥散圆）、竖直线、竖椭圆。

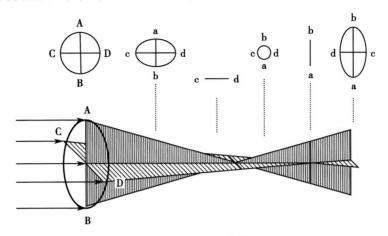

图 1-1-2　Sturm 光锥

规则散光可根据 Sturm 间隔与视网膜的相对位置而分成五类：

1. 单纯远视散光（图 1-1-3A）：Sturm 间隔始于视网膜，延伸至视网膜后，陡峭子午线的光线聚焦于视网膜上，而平坦子午线的光线聚焦于视网膜之后；

2. 单纯近视散光（图 1-1-3B）：Sturm 间隔始于视网膜前，延伸至视网膜上，陡峭子午线的光线聚焦于视网膜前，而平坦子午线的光线聚焦于视网膜上；

3. 复合远视散光（图 1-1-3C）：整个 Sturm 间隔均位于视网膜之后，陡峭和平坦子午线的光线均聚焦于视网膜后；

4. 复合近视散光（图 1-1-3D）：整个 Sturm 间隔均位于视网膜之前，陡峭和平坦子午线的光线均聚焦于视网膜前；

5. 混合散光（图 1-1-3E）：Sturm 间隔始于视网膜前，延伸至视网膜之后，陡峭子午线的光线聚焦于视网膜前，而平坦子午线的光线聚焦于视网膜后。

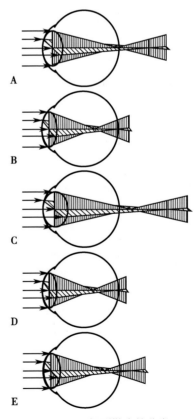

图 1-1-3　规则散光的分类

根据陡峭子午线所在的方向,规则散光又可分为三类,即:顺规散光(60°～120°,含本数),逆规散光(0°～30°及150°～180°,含本数),斜轴散光(>30°～<60°及>120°～<150°)。人对规则散光的耐受性以顺规散光较好,逆规散光次之,斜轴散光最差。

散光矫正的光学原理是利用柱镜互补中和的作用,将散光导致的发散光线重新聚焦。可以这样理解:在已有的散光光学系统 A 中,额外加入一个散光光学元件 B,B 的各子午线上屈光力与 A 互补,即 B 的最大屈光力子午线与 A 的最小屈光力子午线重合,使得新的光学系统(A+B)的散光减小或消失。

第二节　角膜散光的光学基础

角膜作为眼球屈光系统的主要组成部分,极大地影响着光学成像质量。角膜前表面水平方向曲率半径约为 7.8mm,垂直方向约为 7.7mm,后表面为 6.22～6.8mm。角膜的前、后两个表面都存在一定的屈光力,前表面表现为正透镜,后表面表现为负透镜(角膜的屈光指数高于房水所致),可相互部分抵消。

人眼角膜不是理想的球面形状,绝大多数是扁球形的散光面。角膜散光(corneal astigmatism)通常是人眼散光的主要来源。晶状体散光通常与角膜散光的子午线方向相反,对角膜散光有一定的抵消作用,使得全眼散光通常比角膜散光低 0.5～1.0D。晶状体位置异常可导致较大的散光,这是一种病理现象。

一、角膜规则散光

角膜规则散光的度数等于两条主子午线曲率的差值。

(一)角膜前表面散光与模拟角膜散光

1. 角膜前表面散光　即空气 - 角膜屈光界面的环曲面产生的散光,根据角膜前表面光学区的曲率半径(陡峭子午线的为 r_s,平坦子午线的为 r_f),以及空气和角膜的折射率(空气 $n_{air}=1.000$,角膜 $n_{cornea}=1.376$)算出(图 1-2-1),将前表面的陡峭子午线屈光力与平坦子午线屈光力相减而获得。计算公式如下:

$$角膜前表面屈光力 K = \frac{n_{cornea} - n_{air}}{r} = \frac{0.376}{r}$$

$$角膜前表面散光 = K_2 - K_1$$

式中:n_{cornea}:角膜的屈光指数;

　　　n_{air}:空气的折射率;

　　　r:曲率半径;

　　　K:屈光力;

K_1：平坦子午线屈光力；

K_2：陡峭子午线屈光力。

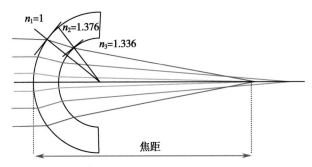

图 1-2-1 全角膜的光路追踪和全角膜散光

注：n_1：空气的折射率；n_2：角膜的屈光指数；n_3：房水的屈光指数。

与角膜后表面相比，空气 - 角膜屈光界面的折射率差异更大，角膜前表面散光度数也更大。

2. 模拟角膜散光　因为角膜的前表面形态易于测量，而后表面形态难以测量，所以在全角膜形态检查设备面世之前，临床工作者只能根据角膜前表面形态推测全角膜屈光力及散光。这些传统设备（如角膜曲率计、角膜地形图仪等）和方法，通常采用标准的角膜屈光系数 $n_{\text{sim-K}}$（多为 1.337 5），将双屈光界面的角膜假设成单一屈光界面（图 1-2-2），从而将测量获得的角膜前表面曲率半径转换成整个角膜屈光力（模拟角膜屈光力，simulated keratometry，sim-K），陡峭子午线的模拟角膜屈光力与平坦子午线的模拟角膜屈光力相减获得模拟角膜散光。计算公式如下：

$$\text{sim} - \text{K} = \frac{n_{\text{sim-K}} - n_{\text{air}}}{r} = \frac{0.337\ 5}{r}$$

模拟角膜散光 $=\text{sim-K}_2 - \text{sim-K}_1$

式中：sim-K：模拟角膜屈光力；

　　sim-K$_1$：平坦子午线的模拟角膜屈光力；

　　sim-K$_2$：陡峭子午线的模拟角膜屈光力。

该模拟角膜屈光力转换公式基于以下两个假设前提：

①角膜厚度为 Gullstrand 模型眼所描述的 500μm；

②角膜前后表面曲率半径之比为固定常数（正常角膜约为 82%），角膜前、后表面陡峭子午线方向一致。

而目前 Scheimpflug 摄像技术和相干光断层扫描技术（optical coherence tomography，OCT）已经证实这两个假设是有缺陷的。

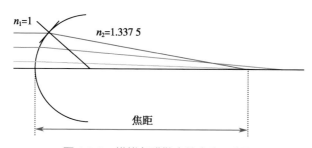

图 1-2-2 模拟角膜散光的光路示意图

注：n_1：空气的折射率；n_2：标准的角膜屈光系数。

由于角膜前表面散光与模拟角膜散光的原始数据是一致的，所以两者的散光轴向无差别，仅在散光度数上有差异。角膜前表面散光度数是模拟角膜散光度数的 1.114 倍（0.376/0.337 5）。临床上很少用到角膜前表面散光，更多的是用模拟角膜散光，绝大多数检查仪器的报告单上标注角膜前表面的意思是表示数据是基于角膜前表面分析得出，而非指角膜前表面散光，要避免混淆。角膜前表面散光多用于科研分析，需要通过倍数转换后使用。

随着年龄增长，角膜前表面形态从年轻时的横向扁球形向老年时的纵向扁球形演变，因此，儿童和年轻人的角膜前表面散光多为顺规散光，而中老年人多为逆规散光。

（二）角膜后表面散光

以往认为，角膜后表面所在屈光界面的屈光指数差异小（角膜 $n_{cornea}=1.376$，房水 $n_{aqueous}=1.336$），角膜和房水的屈光指数差异仅为 0.04，而角膜和空气的折射率差异为 0.376。相同的曲率半径下，角膜的前表面产生的屈光力是后表面的 9.4 倍，其产生的散光影响也比后表面大得多，因此后表面散光在角膜散光的测量计算中经常被忽视。随着直接测量角膜后表面形态的设备出现，角膜后表面散光的测量成为可能。

角膜后表面散光是根据角膜后表面的曲率半径（陡峭曲率半径 r_s，平坦曲率半径 r_f），以及角膜和房水的屈光指数算出，见图 1-2-1 的角膜后表面部分。计算公式如下：

$$角膜后表面屈光力 K = \frac{n_{aqueous} - n_{cornea}}{r} = \frac{-0.04}{r}$$

$$角膜后表面散光 = K_2 - K_1$$

式中：K：角膜后表面屈光力；

　　　$n_{aqueous}$：房水的屈光指数；

　　　n_{cornea}：角膜的屈光指数；

r：角膜后表面的曲率半径；

K_1：平坦角膜后表面屈光力；

K_2：陡峭角膜后表面屈光力。

需要注意的是，由于角膜后表面所在的屈光界面是由高屈光指数的角膜，到低屈光指数的房水，所以角膜后表面起的是负透镜的作用，其陡峭子午线所在的方向屈光力低，而平坦子午线所在的方向屈光力高。因此，当角膜后表面的陡峭子午线位于垂直方向，起逆规散光的作用；而当陡峭子午线位于水平方向，起顺规散光的作用。这与我们理解前表面散光略有不同且稍显复杂。

为了更好地理解角膜后表面散光，可基于上述公式进行一番计算，有助于掌握角膜后表面散光的光学原理。图 1-2-3 详细展示了后表面散光的计算过程。注意整个过程要带着符号进行计算（留意负号），最终算出的散光结果也是带负号的。为了方便理解，我们需要将负散光转换成正散光，即负号变正号，轴向

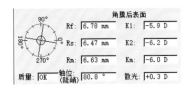

$K_1 = (1.336 - 1.376) / 0.00678 = -5.9D$

$K_2 = (1.336 - 1.376) / 0.00647 = -6.2D$

后表面散光 $= K_2 - K_1 = (-6.2) - (-5.9) = -0.3D@80.8°$
　　　　　　　　　　　　　　　　　$= +0.3D@170.8°$

图 1-2-3　角膜后表面散光计算过程

变正交（球镜成分未展示，全书同，不再指出）。由此可见，陡峭子午线在垂直位上的角膜后表面散光，实际所起效果为逆规散光。

角膜后表面散光度数的平均值为 -0.30D±0.15D（-0.01～-1.10D），一定比例的人（9%）超过 -0.5D。大多数人（88%）的角膜后表面陡峭子午线位于垂直方位，起逆规散光作用。当角膜前表面为顺规散光时，角膜后表面的逆规散光能够部分抵消前表面的顺规散光；当角膜前表面为逆规散光时，角膜后表面的逆规散光与角膜前表面的逆规散光有协同作用。可见当角膜前、后表面的陡峭子午线方向相对位置不同时，角膜后表面散光起的叠加或是抵消作用是不同的（图 1-2-4）。提供一个方便记忆的窍门：前后一致抵消，前后正交叠加。

随着年龄增长，尽管角膜前表面由顺规散光向逆规散光转变，但角膜后表面散光仍然保持为逆规散光，仅有少部分人的角膜后表面散光变成顺规散光。

（三）全角膜散光

基于角膜前、后表面形态，角膜厚度而计算的角膜屈光力称为全角膜屈光力（total corneal refractive power，TCRP），而基于此计算的角膜散光称为全角膜散光（total corneal astigmatism，TCA）。全角膜散光并不是简单地将角膜前、后表面散光矢量加成，而是基于 Snellen 法则，采用光路追迹法（见图 1-2-1），模

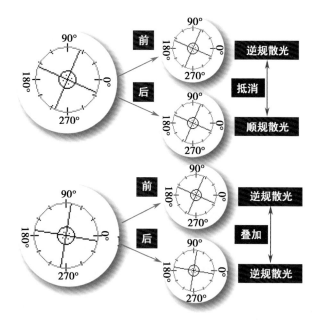

图 1-2-4　角膜前后表面散光的抵消和叠加

拟平行光线穿过全层角膜而计算得出的。全角膜散光比模拟角膜散光更准确，更能代表角膜真实的屈光状态。

笔者分析了 3 769 名无角膜疾病史和手术史的人的角膜前、后表面散光，发现两者之间的相关性随着角膜前表面散光类型不同而不同，顺规散光的相关性最强，斜轴散光次之，逆规散光的相关性最低。因此不能仅根据角膜前表面散光来准确推算全角膜散光。

同时发现，仅根据角膜前表面推算的模拟角膜散光与全角膜散光在散光度数和轴向方面存在差异。因为角膜前、后表面陡峭子午线方向并不完全重合，当角膜前表面为顺规散光时，角膜后表面的逆规散光能够将其部分抵消，导致模拟角膜散光高估了全角膜散光（约 0.11D）；而当角膜前表面为逆规散光时，角膜后表面的逆规散光与其有协同作用，导致模拟角膜散光低估了全角膜散光（约 0.26D）。

笔者还采用矢量分析了全角膜散光和模拟角膜散光，发现当角膜前表面为顺规散光、斜轴散光、逆规散光时，两者的矢量差分别为 0.19D±0.12D、0.28D±0.18D、0.34D±0.20D，依次递增。可见角膜后表面散光有可能对全角膜散光有重要影响，忽略角膜后表面散光，将导致顺规散光过矫及逆规散光欠矫，使患者残留逆规散光，影响视觉质量。

笔者对全角膜散光和模拟角膜散光的矢量差进行了多重线性回归分析，

发现矢量差与角膜后表面散光度数、角膜前表面散光 Naeser 极值、年龄、角膜 4mm 区域高阶像差存在显著相关,且相关强度依次降低。当患者的角膜后表面散光度数越高、角膜前表面散光 Naeser 极值更偏向逆规散光、年龄越大、角膜 4mm 区域高阶像越高,则矢量差越大。对于有这类特征的患者,临床工作者要重点查看全角膜散光与模拟角膜散光的差异。

如图 1-2-5 所示,该患者屈光力分布图中所示 3mm 区域的模拟角膜散光度数为 1.3D,而同范围下的 3mm 区域全角膜散光为 0.8D,同区域范围下的模拟角膜散光与全角膜散光差异高达 0.5D。屈光四联图所示的 15° 模拟角膜散光为 1.1D,后表面散光为 0.6D。

如果仅看该患者的模拟角膜散光(15° 模拟角膜散光为 1.1D,3mm 区域的模拟角膜散光为 1.3D),该散光值远高于 0.75D,对患者的视觉影响较大,需要考虑植入环曲面人工晶状体(toric intraocular lens, Toric IOL)。

然而,由于该患者的角膜后表面散光显著高于人群平均值,高达 0.6D,且前后表面散光的轴向较一致,存在显著的抵消作用,使得该患者的全角膜散光降低至 0.8D,仅通过切口松解即可较好地降低角膜散光,无须植入 Toric IOL。可见,在前表面为顺规散光的患者中,往往会出现高估角膜散光的情况。

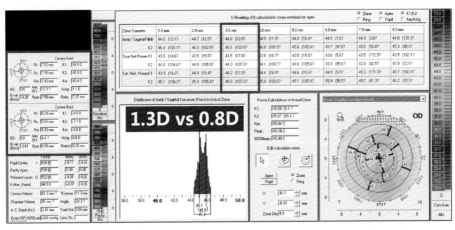

图 1-2-5 顺规散光全角膜散光与模拟角膜散光差异较大示例

需要注意的是,在前表面为逆规散光的患者中,情况就不同了,反而会出现低估角膜散光的情况。如图 1-2-6 所示,该患者的 3mm 区域的模拟角膜散光与全角膜散光差异高达 0.4D。如果仅看该患者的 15° 圆环模拟角膜散光,仅为 0.8D,很容易忽略散光矫正的必要性。

然而,不管是 15° 圆环,还是 3mm 区域的模拟角膜散光,均低估了该患者的角膜散光。因为该患者的角膜后表面散光陡峭子午线在垂直方向,与前表面陡峭子午线处于接近"正交"的状态,起的是逆规散光的作用,存在显著的加强作用,使得该患者的全角膜散光提高达到 1.5D,忽略散光矫正将导致术后残余散光较大,且是较难适应的逆规散光,会显著影响术后视觉质量。

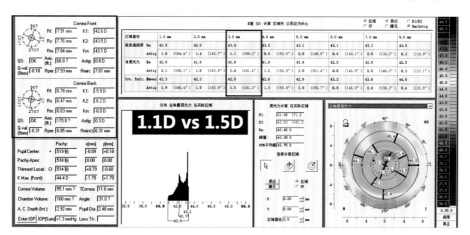

图 1-2-6　逆规散光全角膜散光与模拟角膜散光差异较大示例

为了阐释角膜模拟散光与全角膜散光之间的关系,接下来以图 1-2-6 的患者为例对角膜散光进行演算。注意在演算时均采用统一直径范围的参数(图 1-2-7),图中角膜 3mm 区域的基本信息:模拟角膜散光为 1.1D@159°,实际角膜后表面散光为 −0.31D@80°(+0.31D@170°),全角膜散光为 1.5D@161°,前表面曲率半径分别为 7.91mm 和 7.76mm。

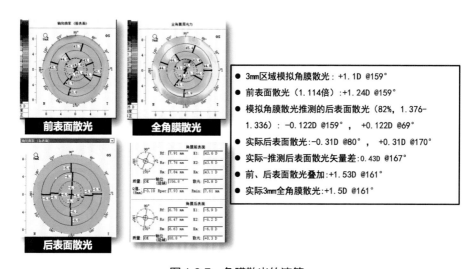

图 1-2-7　角膜散光的演算

9

第一步,将模拟角膜散光转换成前表面散光,即 1.114 倍,为 1.24D@159°。

第二步,基于模拟角膜散光的两个前提假设可知,角膜后表面为前表面的 82% 缩放,因此可基于前表面的曲率半径得到假设的后表面曲率半径,分别为 6.49mm 和 6.36mm。接着,以角膜后表面散光计算公式可算出假设的后表面散光为 −0.122D@159°,转换后为 +0.122D@69°。

第三步,分析实际后表面散光和假设的后表面散光,即 0.31D@170° 和 +0.122D@69°。虽然两者的算术量只相差 0.19D,几乎可以忽略不计,但是两者的矢量方向几乎相反(一个是逆规散光,而另一个是顺规散光),实际上两者的矢量差异为 0.43D@167°。这就是角膜后表面散光虽然看起来量很小,但是却发挥重要作用的原因。

第四步,叠加前后表面散光,1.24D@159° 和 0.31D@170° 的矢量和为 1.53D@161°,与实际 3mm 区域全角膜散光 1.5D@161° 几乎一致。

角膜散光度数和轴向的精确测定是屈光性白内障手术成功的前提和关键。仅依据角膜前表面曲率计算而得到的模拟角膜散光,因其忽略了角膜后表面的散光变异情况,并不能总是准确反映真实全角膜散光的度数和方向。如果仅基于模拟角膜散光而进行散光手术矫正,可能在矫正顺规散光时导致过矫,而在矫正逆规散光时导致欠矫。故建议根据全角膜散光进行矫正。

二、角膜不规则散光

人眼光学系统的界面和屈光指数并不是均一的,任何的角膜局部表面形态不规则或局部屈光指数改变均会使局部的屈光力与全系统的屈光力不同,产生不规则散光。此外,泪膜的不稳定也可引起角膜的不规则散光。

传统的角膜曲率计无法准确测量角膜不规则散光。基于前表面的测量技术,可由于角膜的瘢痕或病灶使反射的像扭曲,导致角膜屈光力测量不准确。Scheimpflug 成像与 OCT 技术可以筛查患者角膜形态的不规则性。随着角膜不规则程度的加剧,对于术前的全角膜散光测量,Pentacam 比 IOLMaster、自动角膜曲率计(基于前表面)对散光矫正术后效果的预测性更好。

不规则散光无法被球镜 / 柱镜完全矫正。在波前像差系统中,不规则散光与高阶像差相对应(Zernike 多项式中三阶及以上的像差)。不规则散光可引起视物的畸变,因此,如果人眼要实现更好的视觉质量,在矫正近视、远视、规则散光的同时,也要考虑不规则散光的影响。

目前,临床上通常将角膜中央区 4mm 区域高阶像差作为是否植入 Toric IOL 的指标。当高阶像差小于 0.3μm 时(图 1-2-8),角膜不规则散光较小,适合植入 Toric IOL；当高阶像差介于 0.3～0.5μm 时，可谨慎尝试植入 Toric IOL；当高阶像差大于 0.5μm 时（图 1-2-9），不建议植入 Toric IOL，需要分析原因，部分患者可尝试验配硬性透氧性角膜接触镜（RGP）来矫正。

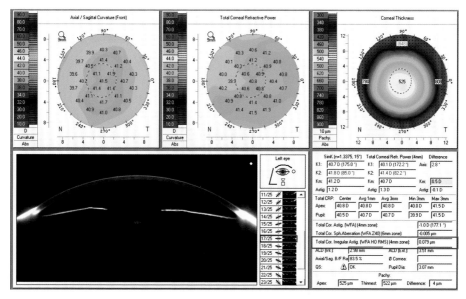

图 1-2-8 高阶像差小的角膜散光示意图

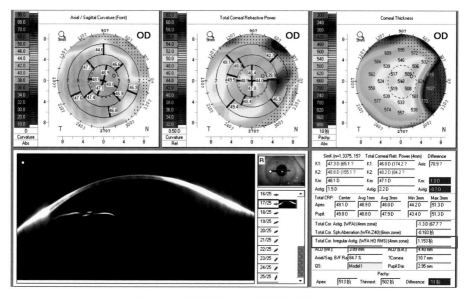

图 1-2-9 高阶像差大的角膜散光示意图

除此之外，也可以观察角膜地形图中央区域的陡峭子午线和平坦子午线的垂直情况，以及陡峭子午线是否成 180° 来评估角膜散光的规则性。如图 1-2-10 所示，陡峭子午线自身两半段不成 180°，陡峭子午线与平坦子午线不成 90°，是典型的不规则散光。当子午线的偏离程度在 10° 以内，角膜散光的规则性尚可，适合植入 Toric IOL；当子午线的偏离程度在 10° 以上，随着偏离程度增加，Toric IOL 植入术后的残余散光可能增加，患者术后裸眼视力下降。故对于子午线偏离程度较大的患者，应谨慎植入 Toric IOL。

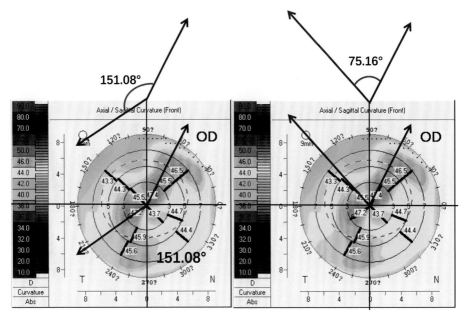

图 1-2-10 角膜不规则散光子午线夹角的示意图

第 二 章

环曲面人工晶状体

    角膜散光是影响白内障患者术后视觉质量的主要因素之一。我国的流行病学调查数据显示,白内障患者术前角膜散光在 0.50～1.00D 者占 32.5%～36.4%,1.00～1.50D 者占 21.3%～22.4%,1.50～2.00D 者占 10.6%～12.4%,超过 2.00D 者占 8.2%～13.0%。通常超过 0.75D 的散光即可造成可察觉的视物模糊。尤其在屈光性白内障手术中,去除了自然晶状体,则晶状体散光随之消失,角膜的光学作用更加突出,角膜散光几乎成为全眼散光的全部。

    从这个角度来看,矫正容易测量的角膜散光即可矫正全眼散光是改善白内障患者术后视觉质量的一个高效率的方法。Toric IOL 在瞳孔平面后(靠近人眼光学系统主平面)矫正散光,成像质量佳,不像框架散光眼镜那样容易导致成像变形,且能够精确控制球镜量和散光量。多项临床研究及大量临床实践表明,Toric IOL 的散光矫正范围广,精确性佳,预测性强,手术效果良好、稳定,可以显著降低白内障患者术后的残余散光,提高患者的裸眼远视力。通过 Toric IOL 来矫正角膜散光,不失为提高患者术后视觉质量的一种可行方式。

第一节 矫 正 原 理

    Toric IOL 矫正散光的设计理念是利用人工晶状体将角膜散光导致的发散光线更好的聚焦,即抵消角膜散光,从而最大限度地减少散光引起的成像变形。1992 年,Misawa 首先介绍了 Toric IOL 的概念,即在人工晶状体的光学区附加一柱镜以矫正原先存在的角膜散光。

    如图 2-1-1 所示,可将某角膜规则散光假设成散光度数为 A、方向为 θ 的透镜,则矫正该角膜散光的 Toric IOL 可看成散光方向为与 θ 垂直($\theta+90°$)、

13

散光度数为 A 的透镜。光线经过两透镜折射后，散光度数被中和，最终达到矫正散光的效果。

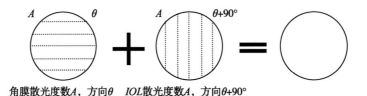

角膜散光度数 A，方向 θ IOL 散光度数 A，方向 $\theta+90°$

图 2-1-1 环曲面人工晶状体矫正规则散光示意图

根据散光的面形表达式，在 360° 圆周方向上，角膜规则散光屈光力呈正弦分布（图 2-1-2 蓝色曲线），形似一条正弦曲线波，曲线的振幅代表了散光度数，曲线的最高点（波峰）代表了曲率最高点，即陡峭子午线所在的位置，而波谷代表了平坦子午线所在的位置。

如图 2-1-2A 所示，蓝色曲线代表了角膜散光度数为 1.0D，陡峭子午线方向为 90°，平坦子午线方向为 180°，是顺规散光；橙色曲线代表了 Toric IOL 的散光分布，红色曲线代表了两者叠加之后的矢量和。为了方便理解角膜散光和 Toric IOL 散光的中和效果，可将 Toric IOL 的屈光力分布设置成负数形式，两条曲线围绕着"0"上下分布。Toric IOL 对角膜散光的矫正可出现以下四种情形：

1. 当 Toric IOL 与角膜的屈光力分布正好完全相反，也就是 Toric IOL 轴向（屈光力最低子午线，橙色曲线的波谷）与角膜散光陡峭子午线对准时，且两者的振幅一致，角膜与 Toric IOL 的屈光力之和在 360° 圆周方向保持一致（红色直线），则完全矫正散光（图 2-1-2A）。

2. 当 Toric IOL 轴向与角膜散光陡峭子午线方向一致，而两者的散光度数并不一致，则导致散光不完全矫正，有一定的残余散光，但散光方向不变（图 2-1-2B）。

3. 当两者的散光度数一致，而方向不一致时，同样会导致散光不完全矫正，有一定的残余散光，且散光的方向会发生变化（图 2-1-2C）。

4. 当两者的散光度数和方向均不一致时，两个误差效应会叠加，导致残余散光进一步增加，且散光的方向也会发生更复杂的变化（图 2-1-2D）。

白内障手术本身会对角膜散光产生影响，手术切口所在子午线的角膜组织被部分松解，导致相应子午线的曲率降低，造成角膜的术源性散光。计算 Toric IOL 的轴向时，需要考虑术源性散光的影响。角膜术源性散光的大小与手术切口距角膜中心距离、切口大小等因素有关。当切口位置相对固定时，切口大小对角膜术源性散光影响最大。

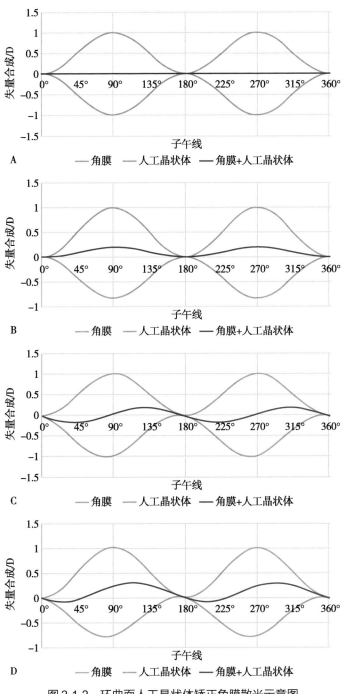

图 2-1-2 环曲面人工晶状体矫正角膜散光示意图

一个理想的 Toric IOL 设计需要的主要特性如下：

①具有可折叠性，缩小切口，可减少术源性散光；

②良好的旋转稳定性，在囊袋内不发生旋转；

③充足的、可供选择的散光度数。

第二节　光学区前后面形设计

人工晶状体光学区面形设计的主要目的是：提供所需屈光力，减少像差，提供最佳视网膜成像。不同厂家的人工晶状体光学区前后面形设计不尽相同，本节将简单介绍 Toric IOL 相关的光学区面形设计原理。

根据人工晶状体光学区前后表面曲率的组成，其形状系数可以用以下公式表达：

$$X=(C_1+C_2)/(C_1-C_2)$$

式中：X 为人工晶状体光学区形状系数；

C_1、C_2 分别为人工晶状体前后表面的曲率。

不同 X 值所对应的人工晶状体形状详见表 2-2-1。

表 2-2-1　人工晶状体形状系数对应的人工晶状体形状

形状系数	人工晶状体形状
$X<-1$	新月形，更凸面朝向视网膜
$X=-1$	平凸形，凸面朝向视网膜
$-1<X<0$	双凸形，更凸面朝向视网膜
$X=0$	等凸
$0<X<+1$	双凸形，更凸面朝向角膜
$X=+1$	凸平面，凸面朝向角膜
$X>+1$	新月形，更凸面朝向角膜

人工晶状体光学区面形设计对人工晶状体计算公式中的 A 常数和"前房深度"（实为人工晶状体的主平面位置）产生影响。对于平凸形（$X=-1$）或双凸形（$-1<X<0$）人工晶状体，主光学面位于人工晶状体后表面，比凸平形（$X=+1$）人工晶状体对应的"前房深度"更深，所需人工晶状体度数更高，对应 A 常数更大。通常双凸形人工晶状体 A 常数为 118.5 左右，而凸平形人工晶状体 A 常数为 116.7 左右。

图 2-2-1 将凸平形人工晶状体与双凸形人工晶状体作了对比。人工晶状体前后主平面分别为 H、H'。凸平形人工晶状体前主平面至角膜后表面距离

为 A，视网膜距后主平面为 B；双凸形人工晶状体对应距离为 A' 及 B'。可见 $A<A'$，$B>B'$。凸平形人工晶状体植入眼内后，"前房深度"比双凸形浅，因此，同一眼的人工晶状体度数若选择凸平形的要比双凸形的低。

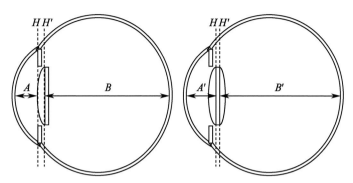

图 2-2-1　两种形状人工晶状体植入囊袋后的光学平面示意图

　　双凸或前凸设计的人工晶状体球差更小，且更适合制作成非球面人工晶状体，术后成像质量更高。而平凸形人工晶状体（$X=-1$）更符合人眼自然晶状体形态，人工晶状体与后囊膜贴附更加迅速紧密，可降低后发性白内障的发病率。研究发现，人工晶状体植入术后 1 日，囊袋弯曲速度主要影响因素是人工晶状体的材料，疏水性丙烯酸酯与囊袋贴附更加迅速，术后 1~4 周囊袋弯曲速度主要影响因素为人工晶状体光学部形态设计，后凸明显的人工晶状体与囊袋贴合更加迅速紧密。但是后凸明显的人工晶状体球差较大，所以这种设计不适合用于球面人工晶状体；而非球面人工晶状体可以通过一定的非球面设计，改变这种局限性，降低球差，使得高后凸的人工晶状体仍然能获得优秀的光学质量。

第三节　防旋转设计

　　Toric IOL 的轴向精确稳定十分重要，特定范围内平均每旋转偏移 1° 便丧失约 3.3% 的散光矫正能力，偏移 30° 则将完全丧失矫正散光能力，超过 30° 反而增加术后散光，当偏移 90° 时，即与目标轴向完全正交垂直，散光翻倍，达到术前散光的 200%（详见第七章第二节）。

　　由于 Toric IOL 比球性人工晶状体额外附加了环曲面，可使人工晶状体边缘厚薄不均，柱镜方向曲率半径最小，边缘最薄；而与之垂直的方向（球镜度数）曲率半径最大，边缘最厚（图 2-3-1）。

　　Toric IOL 边缘厚薄不均可致边缘较薄侧支撑力变小，囊袋自周围向人工晶状体施加的压力不能互相抵消，易产生 Toric IOL 圆周方向旋转力，造成人工晶状体旋转偏位。因此，Toric IOL 更需要防旋转设计，避免术后人工晶状体旋转，以获得良好的术后效果。

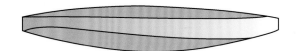

图 2-3-1　环曲面人工晶状体边缘厚薄不均示意图

Toric IOL 的防旋转设计主要有三方面：人工晶状体的材料、光学区边缘、脚襻。

一、人工晶状体材料

Toric IOL 植入囊袋后，通过前后囊膜的黏附使人工晶状体保持正位，因此人工晶状体材料良好的黏附性对预防术后 Toric IOL 旋转偏位有重要作用。目前主流的折叠式 Toric IOL 材料主要有疏水性丙烯酸酯、亲水性丙烯酸酯。

疏水性丙烯酸酯 Toric IOL 与粘连蛋白的黏附性好，囊膜贴合更好，术后旋转稳定性更高，后发性白内障发生率低，折射率高（1.44～1.55），制成的人工晶状体更薄、更易折叠。不过，折射率过高可能导致术后明显色差眩光。此外，部分材料可能存在闪辉现象。

亲水性丙烯酸酯 Toric IOL 与Ⅳ型胶原的黏附性好，术后排异反应轻，硅油黏附少，材料加工工艺较为简单，但后发性白内障发生率相对较高。

二、光学区边缘设计

前文指出，Toric IOL 光学区边缘厚薄不均易导致旋转。可在光学区边缘处以不同的曲率半径向外自适应增厚至同一厚度，使 360° 边缘等厚，各个方向囊袋压力均衡，以提高 Toric IOL 的旋转稳定性。

三、脚襻设计

脚襻为 Toric IOL 在囊袋内提供适当的支撑力和接触面积，对术后 Toric IOL 在囊袋内的稳定性有重要影响。Toric IOL 的脚襻形状设计主要分为两大类：闭合襻（包括板型襻、四角襻等），开放襻（包括 C 形襻、L 形襻等）。

脚襻的设计与材料有关。亲水性材料柔软，支撑力小，需要更为宽大的脚襻为其提供足够的支撑力，多采用闭合襻，以获得良好的长期 IOL 位置稳定性。而疏水性材料相对较硬，支撑力好，通过减小脚襻的体积可提高折叠性能,多采用开放襻,部分襻磨砂或波纹处理,以增强与囊膜的摩擦力,早期即可获得良好的抗旋转能力。

若干类型脚襻设计见图 2-3-2。

A：开放襻

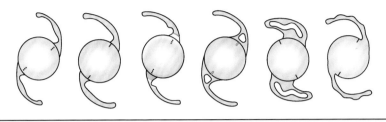

B：闭合襻

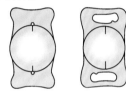

图 2-3-2　若干类型环曲面人工晶状体脚襻设计

目前,关于不同的脚襻设计(例如板型襻和 L 形襻)是否影响 Toric IOL 的旋转稳定性仍存在争议。研究显示板型襻如 Zeiss 709M 的平均旋转为 3.52°,而改良 L 形襻如 Alcon SN6ATX 的平均旋转为 2.05°,两者稍有差别,一般情况下均能提供良好的旋转稳定性。

Toric IOL 根据前文所述的材料、光学区、脚襻设计等的不同组合,以及是否联合多焦点设计,而存在差异。本书列举部分类型 Toric IOL 的相关参数,供临床使用参考(详见附录一)。

第 三 章

术前主要检查及准备

第一节　角膜散光检测

目前临床上检查角膜光学特性的仪器众多，根据是否能检测全角膜可分为两类，即仅检测角膜前表面的仪器和能检测全角膜的仪器。前者主要包括手动曲率计、自动曲率计、IOLMaster、IOLMaster500、Lenstar、iTrace 等；后者主要包括 Pentacam、Cassini、Sirius、Galilei、Orbscan II、IOLMaster700、Casia 2，以及国产设备 Scansys 等（表 3-1-1）。

上述仪器的检测原理包括：Purkinje 像、基于 Placido 圆盘的角膜地形测量、Scheimpflug 成像技术、裂隙扫描成像技术、OCT 技术、点对点光路追迹技术等。部分仪器仅采用一种检测原理，而一些仪器则是结合了两种检测原理。

本节将简要介绍上述检测原理及部分仪器。

表 3-1-1　检测角膜散光的部分仪器

分类	设备	原理
仅检测角膜前表面	角膜曲率计	Purkinje 像
	AL-Scan	
	IOLMaster	
	Lenstar	
	Atlas	Placido 圆盘
	iTrace	
	Keratograph 5M	
	Medmont E300	
	OA-2000	
	OPD-Scan	

续表

分类	设备	原理
检测全角膜	Pentacam	Scheimpflug 成像
	Scansys	
	Galilei	Scheimpflug 成像,结合 Placido 圆盘
	Sirius	
	Orbscan II	裂隙扫描成像,结合 Placido 圆盘
	Cassini	彩色 LED 点对点光路追迹、Purkinje II像
	Casia 2	SS-OCT
	IOLMaster700	SS-OCT 结合 Purkinje 像

一、检测原理介绍

(一) Purkinje 像

Purkinje 像是眼球光学系统的不同界面对光源的反射像。通常包括四个 Purkinje 像:

Purkinje I 像,由角膜前表面反射;

Purkinje II 像,由角膜后表面反射;

Purkinje III 像,由晶状体前表面反射;

Purkinje IV 像,由晶状体后表面反射。

基于 Purkinje 像的角膜散光检测仪器,可利用角膜前表面的反射特性 (Purkinje I 像)来测量角膜前表面的曲率半径。在角膜前的一特定位置放一特定大小的物体,该物体经角膜反射后产生 Purkinje I 像,测量此像的大小即可计算出角膜前表面的曲率半径。

一般角膜前表面为不同程度的环曲面,两条正交子午线的角膜曲率半径不相等。通过 Purkinje I 像找到角膜最大和最小的曲率半径,即可得出角膜前表面散光。

(二)基于 Placido 圆盘的角膜地形图

基于 Placido 圆盘的角膜地形图,是将角膜前表面作为一个局部地形进行记录、测量和分析。由以下三部分构成:①Placido 圆盘投射系统;②实时图像监测系统;③计算机图像处理系统。

Placido 圆盘利用角膜前表面的反射特性,将 16～34 个同心圆环均匀地投射到从中心到周边的角膜前表面上,中心环直径可小至 0.4mm,圆环可覆盖整个角膜。角膜前表面形态不同,则拍摄的角膜前表面圆环像也不尽相同。通过计算机图像处理系统,可计算出角膜前表面任意点的曲率,并分析得出角膜前表面散光。

该技术存在一定的局限性：摄像机位于 Placido 圆盘中央，这会导致投射出现盲区，角膜中心数据缺失，角膜中央的曲率是拟合生成而非实际测量。

（三）Scheimpflug 成像技术

根据 Scheimpflug 定律，如果移动物方平面、像方平面、透镜平面这三个面，使彼此相交于一条直线或一个点，便可获得较大的景深，即可得到全面清晰的像（图 3-1-1）。Scheimpflug 相机便是基于此定律进行拍摄，比普通相机景深更大、图像更清晰。

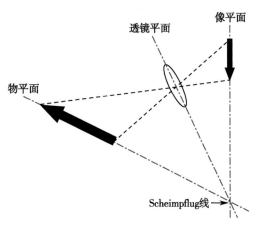

图 3-1-1　Scheimpflug 成像原理示意图

通过 Scheimpflug 相机连续拍摄不同子午线方向的眼前节照片，经过计算机分析，可获得角膜前和后表面、虹膜、晶状体等结构的高度数据。基于高度数据，可重建眼前节形态，继而可推算出各种眼前节参数，其中就包括角膜前、后表面散光和全角膜散光。

（四）裂隙扫描成像技术

裂隙扫描成像技术是从眼球的左右两侧发射裂隙光，以 45° 角投射于角膜进行水平扫描。通过拍摄到的裂隙切面，获得高度数据，从而重建眼前节形态，可推算出所需的眼前节参数，包括角膜前、后表面散光和全角膜散光。

（五）OCT

OCT 以超发光二极管为光源，一束光线进入眼内，另一束光线进入参照系统，然后将从眼内和参照系统反射回来的光线信号进行处理，从而得到所需的眼部参数信息。目前眼前节 OCT 扫描技术已发展到扫频 OCT（SS-OCT）。相较于时域 OCT（TD-OCT）和频域 OCT（SD-OCT）两种方式，SS-OCT 在穿透深度和速度等参数方面有明显优势。经过分析软件后处理，可自动生成眼前节三维图像，继而可推算出所需的眼前节参数。

二、仅检测角膜前表面的设备

（一）角膜曲率计（Keratometer）

检测原理为 Purkinje I 像。角膜曲率计一般通过采集角膜前表面中央 3.0mm 直径圆环上的 4 个点的反射像，计算出角膜曲率。

（二）IOLMaster

检测角膜散光是基于 Purkinje Ⅰ 像原理。IOLMaster 通过照相机记录投射在角膜前表面中央 2.5mm 直径圆环上呈六角形对称分布的 6 个点的反射像，计算出角膜曲率。

（三）Lenstar

检测角膜散光是基于 Purkinje Ⅰ 像原理。与 IOLMaster 不同的是，Lenstar 通过采集角膜前表面中央 2.3mm 直径和 1.65mm 直径两个圆环上 32 个点的角膜曲率，理论上其重复性和准确性比 IOLMaster 更高。

（四）AL-Scan

检测角膜散光是基于 Purkinje Ⅰ 像原理。与 IOLMaster 和 Lenstar 不同的是，AL-Scan 通过向角膜前表面投射双迈尔环并分析其反射成像，计算角膜前表面 2.4mm 和 3.3mm 直径圆环上的曲率。

（五）Atlas

Atlas 角膜地形图仪基于 Placido 圆盘投射系统，将同心圆环均匀地投射到从中心到周边的角膜前表面上。即时图像摄像系统和内部计算机程序分别记录、分析投射在角膜前表面的环形图像，得出角膜前表面曲率。

（六）Medmont E300

Medmont E300 是基于 Placido 圆盘的角膜地形图仪，通过直径 0.25～10mm 的 32 环采集角膜前表面约 15 120 个数据点，生成前表面的角膜地形图。

（七）iTrace

iTrace 像差仪检测角膜散光是采用基于 Placido 圆盘原理的 EyeSys Vista 角膜地形图仪。联合采用窄光束光路追踪技术检查全眼像差，可以测量角膜前表面曲率、角膜前表面像差和全眼像差。

（八）OPD-Scan Ⅲ

OPD-Scan Ⅲ 检测角膜前表面散光是基于 Placido 圆盘原理，集成波前像差仪、角膜地形图仪、自动验光仪、自动曲率计、瞳孔计和瞳孔图仪五种功能于一体。

（九）Keratograph 5M

Keratograph 5M 同样是以 Placido 圆盘为基础，有 22 环、22 000 个测量分析点，可提供精确的角膜前表面曲率数据。此外，还集成了睑板腺、脂质层、泪河高度、非侵入式泪膜分析系统等。

三、检测全角膜的设备

（一）Pentacam

Pentacam 眼前节分析仪基于 Scheimpflug 摄像原理。采用 360° 旋转的测

23

量探头进行眼前节扫描摄像,拍摄 25～100 张 Scheimpflug 图像,其高分辨率版本 Pentacam HR 最多可获得 138 000 个高度点,根据测量所得数据计算模拟出眼前节的三维图像,并可呈现三维立体图。结合角膜前后表面数据、角膜厚度及各屈光介质的屈光指数,通过光路追迹法测量全角膜散光。

（二）Scansys

Scansys 眼前节综合诊断分析仪采用旋转 Scheimpflug 摄像扫描原理。该仪器内置两台摄像机,一台摄像机用于瞳孔定位,另一台以 0°～180° 环绕角膜旋转,实现 360° 覆盖眼前节。旋转拍摄后可获得 28/60 张高清角膜前后表面断层图片,共可采集 107 520/230 400 个数据点,通过分析计算,生成一系列角膜地形图,如角膜屈光力图、厚度图、高度图等。结合角膜前后表面数据、角膜厚度及屈光介质的屈光指数,计算全角膜散光。

（三）Sirius

Sirius 眼前节分析仪基于单 Scheimpflug 相机联合 Placido 圆盘技术,能够显示角膜前后表面地形图以及 12mm 以内的角膜厚度,可以测量分析角膜波前像差、角膜曲率、前房深度等眼前节生物参数。

利用 Placido 环原理拍摄角膜前表面,会丢失一部分角膜前表面中心信息,而采用 Scheimpflug 相机则克服了这一缺陷;如果仅使用 Scheimpflug 相机,则会产生前表面周边的误差,而 Placido 圆盘则克服了这一缺陷。Sirius 眼前节分析仪将两种技术结合,用 Placido 圆盘和 Scheimpflug 技术获取角膜前表面数据,用 Scheimpflug 技术获取角膜后表面数据,理论上两者互补。

（四）Galilei

Galilei 眼前节分析仪以 Scheimpflug 摄像原理联合 Placido 圆盘进行数据采集,配有双 Scheimpflug 摄像机,可以提供超过 122 000 个数据点,理论上其准确性比单 Scheimpflug 摄像机更高。

（五）Orbscan Ⅱ

Orbscan Ⅱ 采用光学裂隙扫描原理（测量 18 000 个数据点）并联合 Placido 圆盘反射成像,同时测量角膜前后表面三维空间信息,经过计算机分析处理,一次性获得角膜前后表面高度图、角膜前后表面屈光力图和角膜厚度图。角膜前表面结合了 Placido 圆盘和裂隙扫描获取数据,后表面使用裂隙扫描方式获取高度值。

（六）Cassini

Cassini 眼前节分析仪通过 679 个多彩 LED 点对点光路追迹法测量角膜前表面散光;采用 Purkinje Ⅱ 像的点对点光路追迹法测量角膜后表面散光。结合上述的角膜前、后表面数据,计算全角膜散光,同时包含波前像差等数据。

（七）IOLMaster 700

IOLMaster 700 生物测量仪采集角膜前表面中央 2.5mm 的 18 个点（Purkinje Ⅰ 像）获得角膜前表面屈光力，同时使用 1 035～1 077nm 波长的光源进行每秒 2 000 次扫描的 SS-OCT 获得角膜厚度和后表面屈光力。IOLMaster 700 全角膜散光是将角膜前后表面曲率和角膜厚度代入厚透镜计算公式得出的，即结合了 SS-OCT 技术和 Purkinje 像。IOLMaster 700 分辨率高且穿透力强，在测量上述眼球参数的同时，可获得从角膜至黄斑中心凹的图像，可自动以视轴方向进行固视检测和校对，其准确性和稳定性已得到肯定。

（八）Casia 2

Casia 2 SS-OCT 的光源波长为 1 310nm，轴向分辨率为 10μm，水平分辨率为 30μm，扫描速度为 50 000 次/s，可在 0.3 秒内拍摄获取 16 个方位的眼前节图像，扫描宽度 16mm，深度 13mm，涵盖角膜前表面到晶状体后表面，可自动生成眼前节三维图像。有丰富的眼前节参数和分析功能，除测量角膜前表面相关生物学参数外，还可获得角膜前后表面屈光力、角膜地形图、小梁虹膜夹角开放角度、小梁虹膜夹角开放距离、晶状体偏心等参数。同时通过三维重建，可自动获得前房容积、角膜容积等数据。

随着新型眼科仪器的陆续问世，角膜的检测变得更加精确、全面与丰富，同时也更加的便捷与智能。检测设备方面的进步为实现精准屈光性白内障手术提供了有力的保障。同时医师也需要深入了解各种仪器的检查原理及其在不同角膜光学参数测量上的优势与不足，选择真正适合屈光性白内障手术精准性需求的仪器，为治疗决策提供可靠翔实的数据和依据，为治疗过程中的各种精确定位和计算施以有效的辅助与监测，并对后续的治疗效果评估提供更加便捷和敏感的对比。

第二节　Toric IOL 计算器和公式

基于术前精准测量的数据而进行的精准计算是确保 Toric IOL 矫正散光效果的关键环节之一，通常采用由学术研究平台或 Toric IOL 厂商提供的计算器。举例如下：

◇ Barrett Toric IOL 计算器

◇ Barrett Ture-K Toric IOL 计算器

◇ KANE 计算器

◇ EVO Toric IOL 计算器 2.0

◇ Alcon Acrysof Toric IOL 计算器

◇ Tecnis Toric IOL 计算器

◇ Z CALC 计算器

◇ 普诺明 Toric 计算器

◇ Teleon Toric 计算器

◇ ASSORT 计算器

◇ Holladay Toric 计算器

目前使用率较高的三个无偿开放的在线 Toric IOL 计算器为 Barrett Toric IOL 计算器、KANE 计算器、EVO Toric IOL 计算器 2.0。

不同的计算器有不同的特点，即使是同一个机构的计算器有时也可能不同，例如 Alcon 公司提供的旧版 Alcon Toric IOL 计算器与采用了 Barrett 优化的新一代 Alcon Toric IOL 计算器，两者之间存在较大的区别，在临床使用时需要注意。

一、Toric IOL 计算器的设计要素

Toric IOL 计算器包含了以下主要信息：

①手术医师及患者信息；

②眼别；

③角膜散光：陡峭、平坦子午线方向和屈光力；

④角膜切口术源性散光：角膜手术切口方向和散光度数；

⑤IOL 屈光力；

⑥其他信息：部分公式需要用到前房深度、眼轴、角膜白到白距离、性别等。

Toric IOL 计算器的准确性取决于是否考虑到以下三点：

①全角膜散光或角膜后表面散光的影响（详见第一章第二节）；

②角膜切口术源性散光（详见第六章第一节）；

③有效透镜位置（effective lens position，ELP）与优化的晶状体 - 角膜平面换算比值（I-C 比值）。

如图 3-2-1 所示，Toric IOL 的散光度数为 3.0D。Toric IOL 与角膜形成复合透镜关系，考虑房水的屈光指数，换算到角膜平面的散光度数为 2.05D，I-C 比值为 1.46（3/2.05）。

早期的 Toric IOL 计算器（如旧版 Alcon Toric IOL 计算器）采用固定的 I-C 比值 1.46 进行计算，结果

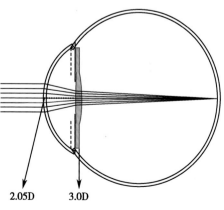

2.05D　　3.0D

图 3-2-1　晶状体 - 角膜平面换算示意图

不够准确。研究显示,I-C 比值并不是固定一成不变的,而是受 ELP 影响,存在个体差异,需要进行个性化优化,才能准确矫正散光。

如图 3-2-2 所示,ELP 越靠后,I-C 比值越高,Toric IOL 在角膜平面能矫正的散光度数越低,所需 Toric IOL 散光度数增加;反之,ELP 越靠前,所需 Toric IOL 散光度数减少。

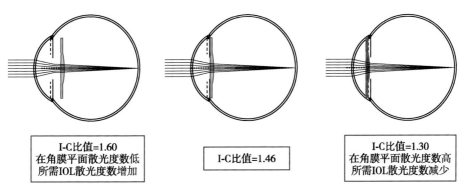

图 3-2-2 ELP 和 I-C 比值的关系示意图

随着上述观点逐渐被业界重视,目前上述主流的 Toric IOL 计算器均已考虑这些要素并设计到计算器内。

二、常用在线 Toric IOL 计算器

(一)Barrett Toric IOL 计算器

Barrett Toric IOL 计算器(图 3-2-3)是美国白内障和屈光手术学会(ASCRS)提供的独立在线计算器。ASCRS 还提供了针对角膜屈光术后人群[包括近视 LASIK(准分子激光原位角膜磨镶术)、远视 LASIK、放射状角膜切开术]的 Toric IOL 计算器——Barrett Ture-K Toric IOL 计算器(图 3-2-4),对于这类人群,需要及时甄别出来,并用相对应的模式进行计算,否则可导致散光矫正的严重误差。

Barrett Toric IOL 计算器的等效球镜利用 Barrett Universal Ⅱ公式计算所得,具有较好的准确性。同时该公式利用 Barrett Universal Ⅱ公式优化 ELP,使得人工晶状体平面换算到角膜平面的散光度数更准确。

在角膜后表面散光方面,该计算器提供了两种选择:预测角膜后表面散光(predicted PCA,pPCA 模式)和实测角膜后表面散光(measured PCA,mPCA 模式,图 3-2-3 红框显示)。下拉菜单中(图 3-2-5)支持 mPCA 模式的仪器有:IOLMaster700、Pentacam、Galilei 眼前节分析仪、Optoview,以及其他 SS-OCT 和 Scheimpflug 仪器。

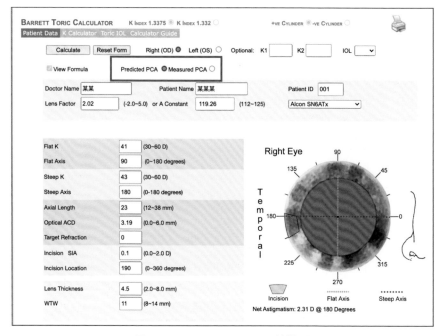

图 3-2-3 Barrett Toric IOL 计算器

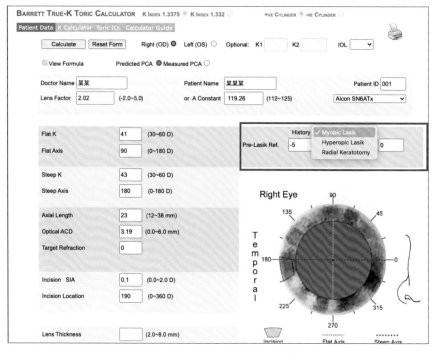

图 3-2-4 Barrett Ture-K Toric IOL 计算器

对于多数患者,pPCA 模式的预测准确性可以接受。mPCA 模式更加个性化,理论上结果更准确。

该计算器的角膜切口术源性散光(SIA)值,推荐使用质心(centroid SIA,详见第六章第一节)。

(二)KANE 在线计算器

KANE 计算器结合了回归、理论光学和人工智能技术来计算全角膜散光。同时基于 ELP 计算 I-C 比值,推算人工晶状体在角膜平面的散光度数,并计算残余散光。该计算器不支持实测角膜后表面散光的计算模式,且是唯一一个需要输入患者性别的计算器(图 3-2-6 红框所示),性别会影响散光计算结果。

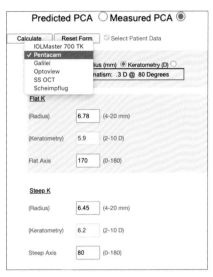

图 3-2-5 实测角膜后表面散光模式

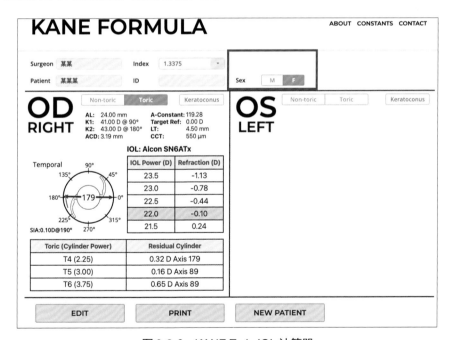

图 3-2-6 KANE Toric IOL 计算器

当白内障手术的主切口位于颞侧,且切口≤2.75mm 时,该计算器建议设置角膜切口 SIA 为零。

（三）EVO Toric IOL 计算器2.0

基于 EVO 2.0 公式开发的计算器，使用 EVO 2.0 公式来计算 ELP 并优化 I-C 比值。该计算器支持 pPCA 模式和 mPCA 模式，下拉菜单中（图 3-2-7 红框所示）支持 mPCA 模式的仪器有：IOLMaster700、Eyestar 900、Anterion、Galilei 眼前节分析仪、Pentacam、Sirius。该计算器采用考虑人工晶状体厚度的厚透镜建模计算并预测残余散光，具有较好的准确性。

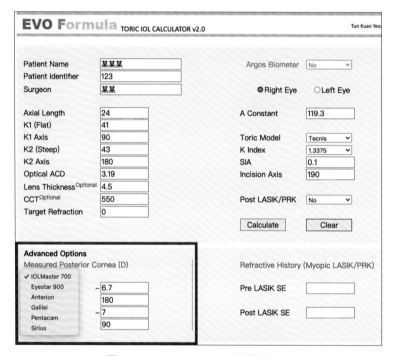

图 3-2-7　EVO Toric IOL 计算器2.0

（四）Alcon Toric IOL 计算器

由爱尔康公司（Alcon）提供，为其生产的 Toric IOL 提供术前规划。

图 3-2-8 是第一代 Alcon Toric IOL 计算器界面。该版计算器并未基于 ELP 优化 I-C 比值，而是采用固定的 I-C 比值 1.46 进行计算，且未考虑角膜后表面散光的影响和全角膜散光，不够准确。

图 3-2-9 是采用了 Barrett 优化的新一代 Alcon Toric IOL 计算器界面。该版计算器基于 Barrett Toric IOL 计算器打造，后台运算逻辑同 Barrett Toric IOL 计算器，但仅支持 pPCA 模式，不支持 mPCA 模式。计算结果与 Barrett Toric IOL 计算器相当。

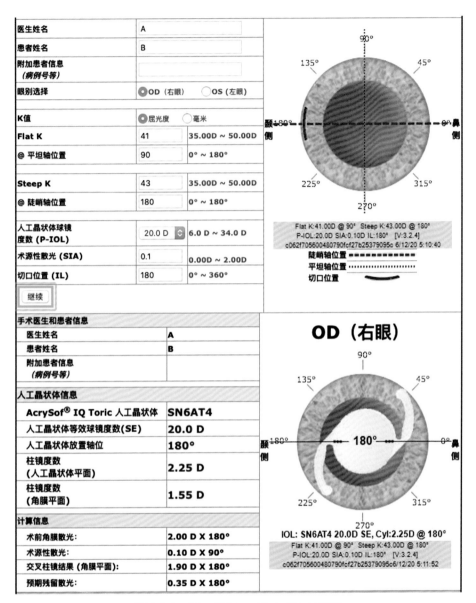

图 3-2-8　第一代 Alcon Toric IOL 计算器

　　该计算器除 Barrett 模式外，还可以选择 Holladay 模式进行计算（图 3-2-10）。需要注意的是，Holladay 模式并未考虑角膜后表面散光的影响和全角膜散光，不会将输入的模拟角膜散光转换成全角膜散光进行计算，故建议直接输入全角膜散光进行计算，以提高准确性。

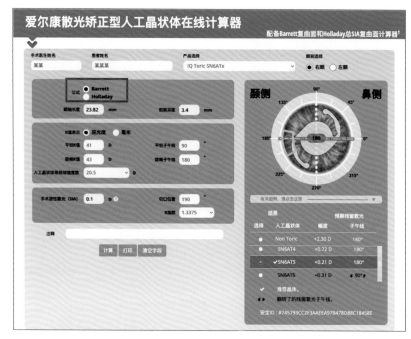

图 3-2-9　Barrett 优化的新一代 Alcon Toric IOL 计算器

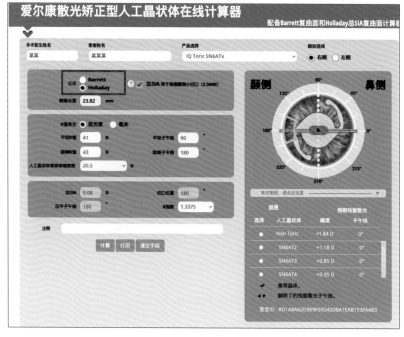

图 3-2-10　新一代 Alcon Toric IOL 计算器 Holladay 模式

三、Toric IOL 计算器的使用

在使用 Toric IOL 计算器前，应先阅览使用说明，熟悉该计算器的设计和计算原理，是否有针对前文所述的三个要点进行优化，了解计算器要求的所有参数的含义以及其对应的眼科检查报告单的结果。尤其是角膜 K 值，要明确计算器要求输入的是模拟角膜散光 K 值还是全角膜散光 K 值，这将直接影响到计算结果。

目前，大多数计算器要求输入模拟角膜散光 K 值，并自动补偿角膜后表面散光的影响，推算全角膜散光，如 Barrett Toric IOL 计算器、KANE Toric IOL 计算器、Barrett 优化的新一代 Alcon Toric IOL 计算器等。

部分计算器未自动补偿角膜后表面散光的影响，则应输入全角膜散光 K 值进行计算，如新一代 Alcon Toric 计算器 Holladay 模式。按照计算器的参数逐一填写即可获得所需 Toric IOL 散光度数和轴向。

四、不同 Toric IOL 计算器比较

随着角膜切口术源性散光等手术技术的进步、角膜散光检查准确性的提高、Toric IOL 球柱镜精确度及工艺质量控制优化，Toric IOL 计算器的准确性也越来越受到重视。目前有多种 Toric IOL 计算器可供选择，到底该选用哪种计算器才更准确？

目前公认的是，后表面散光的评估在散光矫正的准确性方面有重要影响，因此，不同计算器和公式如果对后表面散光估计越准确，其准确性越高。Gundersen 等评估了 Barrett、第一代 Alcon 和 Holladay Toric IOL 计算器。Barrett 公式因其理论上对角膜后表面散光的估计更加准确，比其他两种计算器可以减少约 0.2D 的散光误差。Abulafia-Koch 线性回归公式通过光学低相干反射仪测得角膜前表面散光，并用此来估算全角膜散光（非仪器测量所得的全角膜散光）。通过该公式校正后的 Holladay Toric IOL 计算器和第一代 Alcon Toric IOL 计算器的准确性会更高，同时，校正后两者间的准确性几乎无差别，并与未用该公式校正的 Barrett Toric IOL 计算器精确度相仿。

Ferreira 等比较了数种 Troic IOL 计算器（Barrett Troic IOL 计算器、新一代 Alcon 和 Holladay Toric IOL 计算器）和回归公式[Baylor 列线图（Baylor nomogram）、Abulafia-Koch 公式和 Goggin 校正系数]，以确定最佳的散光矫正预测方式。结果显示 Barrett Troic IOL 计算器和新一代 Alcon Troic IOL 计算器的预测性最佳。Baylor 列线图和 Abulafia-Koch 公式可以提高 Holladay 和第一代 Alcon Toric IOL 计算器的准确性。

在 Kane 等发表的关于 Toric IOL 计算器准确性的研究中（样本量 823 眼，根据术后 Toric IOL 实际轴向与术前预测轴向进行校正分析），发现 KANE Toric IOL 计算器比 Abulafia-Koch、Barrett、Næser-Savini、EVO 2.0 和 Holladay 2 公式更准确，且差异有统计学意义。

Savini 等发表的 Toric IOL 计算器准确性比较研究（样本量 64 眼）中显示 bulafia-Koch、Barrett 或 Naeser-Savini 计算公式之间差异无统计学意义。

Soonwon Yang 的回顾性横断面研究（样本量 79 眼）显示，Barrett Toric IOL 计算器的 pPCA 模式和 mPCA 模式与 KANE Toric IOL 计算器的平均绝对预测误差无统计学差异，但 pPCA 模式的 Barrett Toric IOL 计算器的预测准确性最好，60.8%<0.50D。在真实世界研究中，pPCA 模式的 Barrett Toric IOL 计算器显示出最好的预测准确性，预测误差为 53.2% <0.50D。

大部分研究发现，采用 Barrett Toric IOL 计算器的 pPCA 模式和 mPCA 模式均能准确矫正散光，且两者之间无统计学差异，说明 pPCA 模式的预测准确性较好。但 Olga Reitblat 的研究指出，在角膜后表面散光较高的人群中（>0.8D，样本量 17 眼，占总样本量的 10%），采用 mPCA 模式更准确，mPCA 的 Barrett Toric IOL 计算公式比 pPCA 更有优势。对于角膜后表面散光影响较明显的人群，例如散光度数较高、后表面散光为顺规散光或斜轴散光，建议采用 mPCA 模式。

综上所述，目前以 Barrett Toric IOL 计算器、KANE Toric IOL 计算器、EVO Toric IOL 计算器 2.0 为代表的主流计算器已关注到全角膜散光或角膜后表面散光的影响、角膜切口术源性散光、ELP，以及优化的 I-C 比值等关键因素。虽然在不同研究中，其准确性略有差异，但总体都达到了较高水平，约 50% 患者的散光预测误差在 ±0.5D 以内。随着人们对全角膜散光的研究不断深入，以及新的全角膜检测设备不断问世，Toric IOL 计算器将不断迭代更新进步。

第三节　角膜散光方向定位与标记

环曲面人工晶状体植入术的手术流程与常规人工晶状体植入术基本相似，额外增加的步骤主要包括术前角膜方向标记和术中 Toric IOL 方向调整。目前临床上常用的角膜方向定位与标记方法包括手工和自动两大类，下文逐一介绍。

一、手工方法

手工方法一般为术前在裂隙灯方向刻度辅助下，采用注射针头和标记笔等完成角膜方向定位与标记。

为了提高患者尤其是老年患者的配合度，应在标记前告知患者标记的目的、简要过程和重要性。强调眼睛固视和头位稳定对操作者十分重要，且标记的准确性直接关乎手术效果，获益者是患者本人。在有效的沟通后，绝大多数患者的配合度明显提高，保障了标记的准确安全。

建议在散瞳前（自然瞳孔状态下）进行标记，有助于定位瞳孔中心、角膜缘中心和视轴。同时还能减少入瞳光线，患者更舒适，提高配合度。为减少不适，尽量不用开睑器。

术前在术眼角膜上标记的具体内容可分为基础和便捷两种情况：

1．基础标记：标记 3 点钟、9 点钟方位。术中据此再定位标记切口和 Toric IOL 的方向。

2．便捷标记：标记手术主切口方向（1 个标记点）、Toric IOL 的散光标记对齐方向（2 个标记点）。术中便捷（无须再标记），节约手术时间。此种标记方法需要团队磨合好以保障准确性。

接下来以便捷标记为例，介绍定位和标记的具体步骤如下：

1．适当表面麻醉。术眼单侧麻醉不能避免因眼干引起的瞬目反射，为防止患者突然瞬目影响标记，可行双眼表面麻醉。

2．患者取舒适坐位，下颌放置裂隙灯下颌托上，前额紧靠前额托，调整下颌托高度使双眼外眦对齐裂隙灯头架杆的标志线。

3．嘱患者双眼平视前方。

4．裂隙灯调整至长窄光带，取水平方向，聚焦于角膜并通过瞳孔中心，光带通过瞳孔中心的反光点，窄光带与角膜缘交点即为 3、9 点钟方位（图 3-3-1）。对于瞳孔明显偏心的患者，可调整光带通过角膜缘中心。

5．嘱患者保持头位和眼位不变。将裂隙灯光带水平移至对

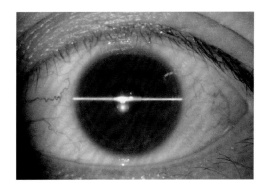

图 3-3-1　角膜方向定位与标记光带

侧眼，观察光带是否通过对侧眼瞳孔中心。如否，则需进一步调整患者头位，使光带通过双眼瞳孔中心。

6．标记 Toric IOL 的散光标记对齐方向。确认头位后，调整裂隙灯光带方向刻度（推荐最小刻度为 1°），使光带角度调至所需标记的方向，再次将光带聚焦于术眼角膜并通过瞳孔中心，光带与角膜缘交点即为需要标记的位点。

7．取 1ml 注射器针头，针头斜面与角膜垂直（图 3-3-2），利用针头斜面边缘的利刃（似切角膜的状态）于标记位点角膜缘内侧处由内向外轻轻在角

膜表面划出细痕，长度约 1mm，可见标记处出现细缝状的上皮缺损。在标记 Toric IOL 方向的第二个标记点时，要时刻保证第一个标记点和瞳孔中心在一条直线上，使得第二个标记点和上述两点呈"三点一线"的状态。

8．标记主切口方向。基本同上述步骤 6 和 7 的操作进行主切口位点的标记，所不同的是切口标记只有 1 个位点。

9．取一次性无菌染色标记笔标记，用笔尖轻触标记位点的外侧。由于虹吸效应，蓝紫色染料会充盈标记处的角膜上皮缺损的细缝，形成时钟刻度线般精细且明显的标记线（图 3-3-3）。避免用标记笔在角膜表面点出或画出一个较大的墨水团，这会影响标记判断的精准性。

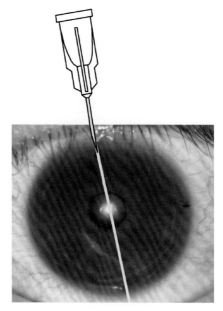

图 3-3-2　角膜方向标记位点划痕

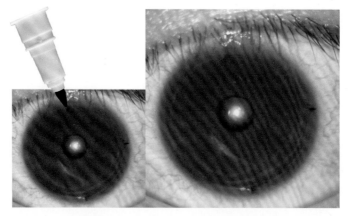

图 3-3-3　将 Toric IOL 标记对齐方向和主切口方向的位点染色
左图示意笔尖轻触标记位点的外侧。右图显示染料充盈角膜上皮缺损的细缝，形成精细的标记线。

10. 将裂隙灯光带转至已标记好的 Toric IOL 方向，再次确认 2 个标记点是否经过瞳孔中心，并读取方向，确保方向正确。在某些情况下，可能出现所标记的方向与既定方向有偏差，建议偏差勿超过 3°。若方向偏差较大，需重新标记，并记录标记详情，告知主刀医师，以确保术中按正确的方向标记来定位。

为了提高准确度，尽量减少误差，定位与标记过程中需要注意以下细节：

1. 裂隙灯位置应竖直（注意！不是垂直），在此基础上，水平光带才能真正水平。

2. 确认患者双眼外眦对齐裂隙灯头架杆的标志线，确认头位。

3. 光带尽量细长，易于标记，减少宽度判断误差。

4. 水平光带对齐术眼内外眦。

5. 确认光带过双眼瞳孔中心（注意！不是单眼），再次确认头位。

6. 部分患者由于术眼视力差，对侧眼视力好，可能在注视视标时出现术眼偏斜，为保证术眼位正，可用纱布遮盖视力较好的对侧眼，此时术眼在注视视标时一般可恢复正位。

7. 如使用染色标记笔标记，染料标记线应尽量细，减少术中对齐误差。

8. 在提起上眼睑做标记时，可能出现眼球下移，导致光带未对准瞳孔中心，需要调整提眼睑的力度，避免眼球下移，或重新调整光带的水平，通过瞳孔中心；有经验者也可在提上睑之前，预判眼球的下移，使光带略位于瞳孔中心下方，在提上睑之后，瞳孔中心恰好落在光带上。

9. 善于利用眼前节地貌，如角膜缘血管、结膜血管、巩膜血管、虹膜纹理等解剖标志帮助辨识和定位。若在不配合的患者标记过程中无法实现光带全程定位，可预先确定标记点与解剖标志的相互关系，再以解剖标志为参照进行标记。

总而言之，在定位与标记过程中，应灵活运用标记步骤、注意事项和细节窍门，以达到精准定位与标记的目的。

二、自动方法

自动方法即在术中持续、自动、实时的精确导航下实现角膜和 Toric IOL 的定位与标记。目前临床上通常借助手术导航系统实现 Toric IOL 的自动定位与标记，常用系统有：VERION Digital Marker、Callisto Eye with Z-Align、iTrace with Zaldivar Toric Caliper 等。Callisto Eye 将 IOL Master、手术显微镜及信息处理系统集中在同一台设备上。VERION 则通过与手术显微镜配接，使用生物测量及手术计划系统获得生物测量数据、参考图像，以及手术计划信息。

手术导航系统实现定位与标记功能包含三个主要步骤：

1. 术前采集高分辨率图像，包含定位信息如角膜缘血管，虹膜纹理和 / 或巩膜血管；

2. 术中基于虹膜纹理、角膜缘血管对眼球位置进行实时定位比对；

3. 实时在手术显微镜的单侧目镜上投射显示方向标记。由于双眼融合功能的存在,术者通过手术显微镜的双侧目镜即能实时看到角膜和 Toric IOL 的方向标记(图 3-3-4)。

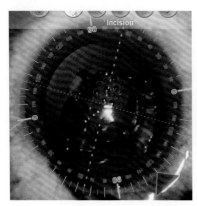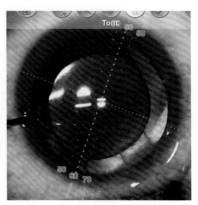

图 3-3-4　手术导航系统定位与标记示例(verion)
左图显示主切口和侧切口方向。右图显示 Toric IOL 标记对齐方向。

与手工方法相比,术中导航系统解决了手工方法固有的不同设备眼位难一致的缺陷,以及人为主观误差、标记粗糙、标记线易消退、烦琐耗时的问题,能够提高手术精度,使标记精准的同时简化操作。

不过,要注意的是,采用手术导航系统的方法时仍需在术前采集高分辨率图像,并基于此在术中进行比对成功后才能确保定位与标记的准确性。手术导航系统对初始位置(坐标轴位)的判断有赖于虹膜纹理、特征血管等非角膜散光因素,是通过判断非散光的地貌信息来定位散光方向,故可能在术中受到患者自身状态或手术操作的影响,若血管或虹膜地貌发生剧烈变化,则无法准确比对而影响准确定位(例如飞秒激光辅助白内障手术时由于负压吸引导致弥漫性结膜下出血)。此外,由于进口的手术导航系统价格高昂,难以推广普及。

为了克服现有角膜散光方向定位与标记方式的不足,本研究团队开发了一种术中角膜散光方向实时定位系统(real-time computerized location system,RCLS,图 3-3-5)。该定位装置可在手术过程中实时检测定位角膜散光方向并标记,克服了传统手术导航系统需要术前采集图像、术中比对、依赖非散光的地貌信息定位散光、地貌改变影响准确定位等缺陷。

为研究 RCLS 的准确性与可行性,本研究团队采用 Pentacam 测量的角膜散光方向为基准,对 39 例(57 眼)患者采用 RCLS 与 Pentacam 两种方法测量角膜散光方向,结果见表 3-3-1。RCLS 与 Pentacam 测量角膜散光方向存在正相关($r=0.998$,$P<0.001$,图 3-3-6),RCLS 测量方向偏差随散光度数

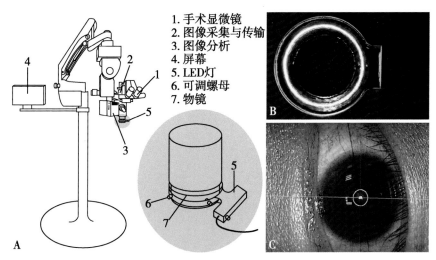

1. 手术显微镜
2. 图像采集与传输
3. 图像分析
4. 屏幕
5. LED灯
6. 可调螺母
7. 物镜

图3-3-5　角膜散光方向实时定位系统的组成与显示界面
A. RCLS的示意图；B. LED光源；C. RCLS的实时显示情况：角膜散光的平坦子午线方向（1，红线），主切口方向（2，蓝线），预设Toric IOL方向（3，绿线）

表3-3-1　角膜散光方向实时定位系统 RCLS 与 Scheimpflug 成像方法
在测量角膜散光轴向上的偏差

散光度数 /D	轴向偏差	P 值
1.00～2.00	$0.63°±3.78°$	0.004
>2.00	$0.06°±1.38°$	

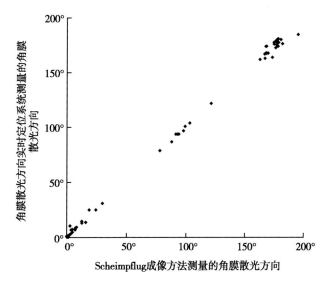

图 3-3-6　角膜散光方向实时定位系统与 Scheimpflug 成像方法在测量角膜散光方向上的相关性

的增加而进一步减少（*P*=0.004），稳定性进一步增高（图 3-3-7）。对 RCLS 与 Pentacam 测量结果进行 Bland-Altman 分析（图 3-3-8）发现两者一致性优秀，且角膜散光越大，一致性越好。RCLS 若能自主产业化应用于临床，有望推广并造福更多需要散光矫正手术的患者。

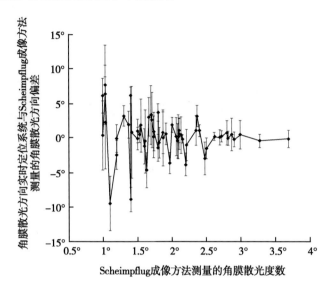

图 3-3-7　角膜散光方向实时定位系统与 Scheimpflug 成像方法在测量角膜散光方向偏差与散光度数的关系

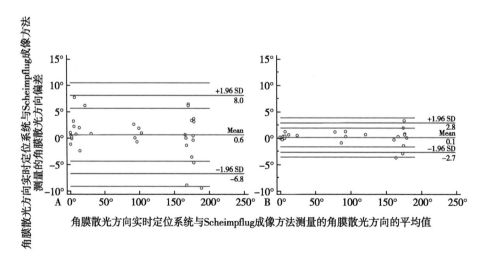

图 3-3-8　Bland-Altman 分析

图中上下两条水平虚线代表 95% 一致性界限的上下限，中间实线代表差值的均数，较短的四条实线代表 95% 一致性界限的置信区间。A. 当角膜散光度数为 1.00～2.00D；B. 当角膜散光度数大于 2.00D。

对于接受飞秒激光白内障手术的患者,也可以在飞秒激光操作过程中实现囊膜标记,即在飞秒激光切囊时,在 Toric IOL 轴向位置切出一对凸起的囊膜标记(图 3-3-9)。囊膜标记不影响囊口张力的稳定性。由于囊膜标记与 Toric IOL 同平面,可以减少传统方式从角膜到 IOL 平面由于距离导致的视觉判断误差,方便术中准确对齐 Toric IOL 方向,也有助于术后评估 Toric IOL 方向。

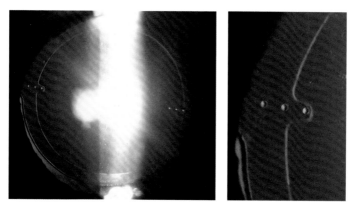

图 3-3-9 飞秒激光囊膜标记示例(IntelliAxis-L, LensAR)

左图显示 Toric IOL 轴向标记已与飞秒激光切出的囊膜标记对齐。右图显示放大的 Toric IOL 轴向标记和囊膜标记。

第 四 章

患者筛选与沟通

在白内障手术时，植入 Toric IOL 是矫正角膜散光的可靠方式之一。为了确保手术效果，提升患者满意度，医务人员需要严格把握植入 Toric IOL 的适应证与禁忌证，并在术前作好医患沟通。在术前要详细、准确地了解患者对术后视力的期望。医师应详细告知患者术前的散光情况，选择 Toric IOL 与选择球性人工晶状体植入术后预期结果的差异，以及经济方面的差异，了解患者的摘镜需求，从而帮助其选择最适合的人工晶状体。

第一节　适应证与禁忌证

一、适应证

Toric IOL 手术适应证的把握需要注意以下两个主要方面：

（一）患者有明确的摘镜愿望

对于期望得到更好的术后裸眼远视力，同时合并角膜规则散光的白内障患者，可考虑选择植入 Toric IOL。Ahmed 等的研究显示 69% 的患者在植入 Toric IOL 后获得了较好的裸眼远视力。

对于视近、视远均希望不戴镜，且存在角膜规则散光的患者，可考虑植入多焦点 Toric IOL，但需特别注意额外排除多焦点人工晶状体相关的禁忌证。此外，部分患者选择通过单眼视设计，使一只眼获得良好的裸眼近视力来实现其摘镜愿望，选择 Toric IOL 植入也能够帮助矫正此类患者的散光。

（二）明显的角膜规则散光

白内障合并角膜规则散光是 Toric IOL 植入的最佳适应证。《我国散光矫正型人工晶状体临床应用专家共识（2017 年）》指出，角膜规则散光≥0.75D，并有远视力脱镜意愿的白内障患者可以考虑使用 Toric IOL。在美国的临床应用中，Toric IOL 能够矫正 0.75～4.10D 的角膜散光（同时考虑了手术切口所致散光的因素）。而对于>4.10D 的角膜规则散光的患者来说，Toric IOL 能够有效降低其散光度数，但不能完全消除，此类患者的术后残余散光是可预期的。如果要开展精准屈光性白内障手术，建议术前规划时计算预期术后角膜规则散光。如果预期术后角膜规则散光≥0.75D，并有远视力脱镜意愿的，即可考虑使用 Toric IOL。

二、禁忌证

（一）患者无摘镜意愿

对于无摘镜意愿，倾向于选择术后配镜矫正散光的患者，需尊重患者的意愿。部分患者也可能由于人工晶状体价格等经济原因而放弃选择 Toric IOL。部分高度近视患者选择术后的屈光状态为近视，此时是否必须手术矫正散光需要具体问题具体分析。

（二）明显的角膜不规则散光

当角膜存在明显的不规则散光时，如角膜瘢痕、角膜变性、圆锥角膜等，仪器测量角膜散光度数的波动增大，轴向变化也增大，不同仪器间的测量结果差异也增大，散光计算的难度增加，Toric IOL 矫正散光的准确性会显著下降，甚至引入不必要的散光导致全眼散光进一步恶化，影响患者术后视力。若为此类患者植入 Toric IOL，术后验配硬性角膜接触镜时会因人工晶状体散光的存在而更加困难。

当角膜 4mm 区域高阶像差大于 0.5μm 时，或陡峭子午线与陡峭子午线不成 180°、陡峭子午线与平坦子午线不成 90°、子午线的偏离程度超过 10°，说明角膜散光的不规则程度较高，不建议植入 Toric IOL。翼状胬肉切除术后的患者需观察 1 个月以上，待角膜稳定后再选择合适的人工晶状体。

（三）进展性角膜病变

Fuchs 角膜营养不良、格子状角膜营养不良、圆锥角膜、透明角膜边缘变性等角膜病变可发生进展，甚至可能未来需要行角膜移植术。如果判断进展性角膜疾病的病程进展或后续治疗可能性大，可使角膜散光发生明显改变，则不建议植入 Toric IOL。

（四）预期术后视力提高不明显

在假设 Toric IOL 轴向正确与术后角膜散光无变化的基础上，可通过相应的算法得到术后预期残余散光。在术前可将预期残余散光作为评估患者术后视力的参考。例如，对于合并黄斑病变、青光眼、葡萄膜炎等严重影响视觉质量的眼部疾病者，预期矫正部分散光后视力提升幅度与植入球性人工晶状体相比差异不大,综合考虑经济因素及 Toric IOL 植入术后可能发生的旋转等风险,不建议植入 Toric IOL。

（五）晶状体囊袋不稳定者

存在晶状体悬韧带松弛或离断、囊袋完整性异常等情况的患者,人工晶状体在囊袋内可能不稳定,术后发生旋转、偏位、倾斜的风险大,需慎用甚至禁用 Toric IOL。

（六）存在影响 Toric IOL 准确定位的因素

瞳孔散大不充分或有虹膜松弛综合征的白内障患者,在术中可能影响 Toric IOL 的准确定位,导致 Toric IOL 轴向偏差,且术后因散瞳困难而难以评估 Toric IOL 轴向,需慎用 Toric IOL。

（七）术中发生影响 Toric IOL 植入的手术并发症

术中出现悬韧带离断、囊袋撕裂或破损、玻璃体脱出等并发症可影响 Toric IOL 的稳定性,建议改用球性人工晶状体,不宜再勉强使用 Toric IOL。

第二节　术　前　沟　通

Toric IOL 在结构和光学作用等方面有别于球性人工晶状体,在术前医务人员需与患者作好沟通,尤其是以下方面,让患者理解 Toric IOL 的作用原理、手术过程及相关风险,有助于提高患者的配合度,保障疗效:

1. 除常规的白内障手术前检查外,患者术前应进行精确的眼生物参数测量(如相干光生物测量仪 IOLMaster、Lenstar 等)和全角膜光学检查(Pentacam、Scansys 等)。在检查前患者应停戴软性角膜接触镜至少 1 周,停戴硬性角膜接触镜至少 3 周,以保障角膜测量的准确性。

2. 准确的轴向标记是 Toric IOL 有效矫正散光的关键环节之一。为避免仰卧位手术时眼球旋转对轴向定位的影响,患者在术前需配合医务人员做好轴向标记。常用的标记方法是在裂隙灯显微镜下进行标记,患者平视前方,坐姿、头位、眼位均保持正位(详见第三章第三节)。

3. 患者术中放松心情,配合医务人员操作,保持体位、头位、眼位稳定,若有不适及时与医务人员沟通,避免突然动作。

4. 建议术后 2 小时内头高位静躺。Toric IOL 的旋转风险在术后 1 小时内最大。在手术 1 日后,Toric IOL 的稳定性可大大增高,但在术后 1 个月内仍存在旋转、偏心、倾斜或脱位的风险。建议在术后 1 个月内避免身体剧烈运动、头部剧烈转动或长时间低头作业等。

5. 告知患者术后实际屈光情况可能与术前规划存在偏差,术后可能出现过矫或欠矫。此外,若术后发生 Toric IOL 旋转、偏心、倾斜或脱位,可导致患者出现视物模糊、眩光,甚至复视等症状。若发生上述情况,需及时复查,在查明原因后,可能需要配镜或再次手术干预。

6. 告知患者术后可能需要一定时间来适应新的视觉系统,对适应过程要有思想准备和耐心。若有不适症状应及时复诊。

第 五 章

散光矫正方案的个体化制订

对于屈光性白内障手术来说，角膜散光是公认的继等效球镜之后，为术后患者提供高视觉质量的关键因素。术前角膜散光的评估十分重要。正如世界上没有两片一模一样的叶子，世界上没有两个完全相同的眼前节。患者角膜的形态、规则散光、不规则散光、瞳孔直径等眼前节情况千差万别。临床工作者在术前分析眼前节参数的时候，既要有科学合理的统一分析流程，又要对具体的参数进行调整和个体化的制订。

本章主要以 Pentacam 为例，讨论其结果的判读流程与散光矫正方案个体化制订。

第一节　屈光性白内障术前常用的 Pentacam 图

白内障术前常用到的报告模块图包括屈光四联图、白内障术前信息图、屈光力分布图。

屈光四联图（4 maps refractive，图 5-1-1）提供模拟角膜散光、角膜后表面散光、角膜前表面曲率、角膜前后表面高度、角膜厚度等的图像和数据信息。

白内障术前信息图（cataract pre-op，图 5-1-2）提供全角膜散光、模拟角膜散光、角膜前表面曲率、全角膜屈光力、角膜厚度、球差、高阶像差、眼前节 Scheimpflug 照片等信息。

屈光力分布图（power distribution，图 5-1-3）提供不同角膜直径下区域（zone）或环（ring），以及不同中心定位（角膜顶点为中心或瞳孔中心为中心）的全角膜散光、模拟角膜散光分布的图像和数据信息。

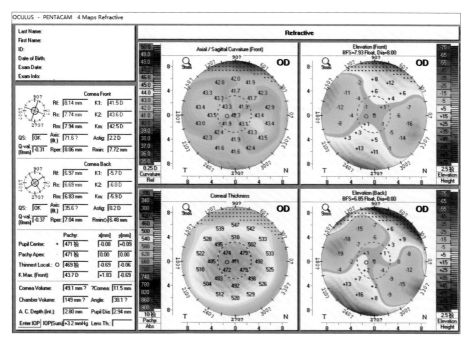

图 5-1-1　Pentacam 角膜屈光四联图

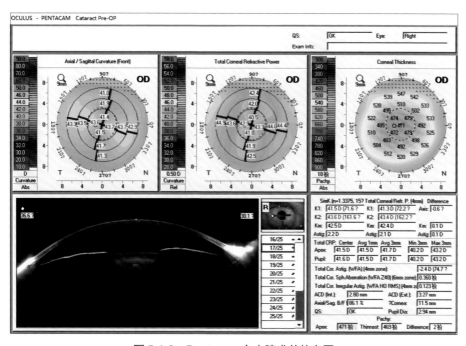

图 5-1-2　Pentacam 白内障术前信息图

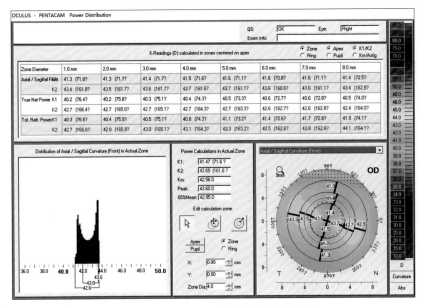

图 5-1-3 Pentacam 角膜屈光力分布图

第二节 Pentacam 读图详解

一、屈光四联图

（一）角膜及眼前节参数

如图 5-2-1 所示，由上至下依次显示以下参数：

Cornea Front：角膜前表面。

其中包括：Rf：平坦子午线曲率半径，K1：平坦子午线屈光力（SimK）；Rs：陡峭子午线曲率半径，K2：陡峭子午线屈光力（SimK）；Rm：平均曲率半径，Km：平均屈光力；QS：成像质量；Axis（flat）：平坦子午线方向；Astig：模拟角膜散光（SimK）；Q-val（8mm）：8mm 范围内的前表面 Q 值；Rper：直径 7mm 和 9mm 两个环之间区域的平均曲率半径；Rmin：最小的曲率半径。

Cornea Back：角膜后表面。

各项参数同前表面，但均对应后表面。

其他参数：

Pupil Center：瞳孔中心，图中用"+"标记；Pachy Apex：角膜顶点，图中用"⊙"标记；Thinnest Locat：角膜厚度最薄点，图中用"○"标记；K Max（Front）：前表面曲率最大点，对应的是屈光力，图中用白色的"◇"标记，其中"Pachy"为各对应点的角膜厚度，"x[mm]"和"y[mm]"、为各个点对应的笛卡尔坐标值。

Pupil Dia：瞳孔直径。

Lens Th.：晶状体厚度。

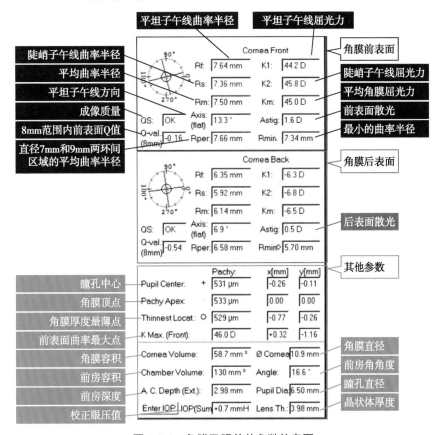

图 5-2-1 角膜及眼前节参数信息图

（二）地形图

如图 5-2-2 所示：

Axial/Sagittal Curvature（Front）：前表面轴向曲率地形图。

Elevation（Front）：前表面高度地形图，其中"BFS"为最佳拟合球面，"Dia"为测量直径。

Corneal Thickness：角膜厚度地形图。

Elevation（Back）：后表面高度地形图。"BFS"和"Dia"同"Elevation（Front）"。

每张图中左上角的放大镜符号为总显示直径；地形图中的虚线圆为设备侦测到的瞳孔边缘，各种标记参见上述角膜信息中的各个顶点标记；图左右两侧为对应地形图的标尺。

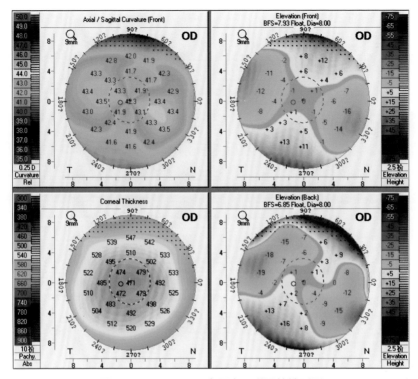

图 5-2-2　Pentacam 中屈光四联图的地形图

二、白内障术前信息图

（一）角膜地形图

如图 5-2-3 所示，左侧为角膜前表面的曲率图，右侧为角膜厚度图，同上述屈光四联图。中图为综合了角膜前、后表面，以及角膜基质的全角膜屈光力图。其中左图和中图里红色与深蓝色的轴向表示不同直径环上陡峭子午线和平坦子午线的方向。

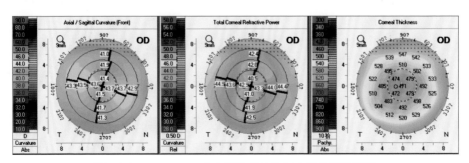

图 5-2-3　Pentacam 白内障术前信息图中的角膜地形图

（二）眼前节 Scheimpflug 图

图 5-2-4 中，左侧图为眼前节 Scheimplug 图，可以显示角膜、前房、房角、虹膜及晶状体形态与光密度。右上图为眼前节照片，其中蓝线为当前图像的扫描方向。右下图为 25 个方向序列，其中红线框为当前选中的扫描图。

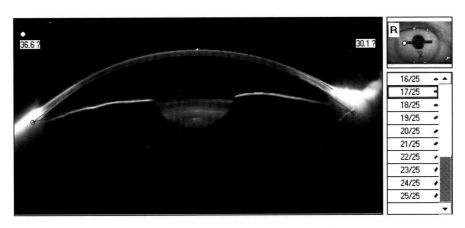

图 5-2-4　Pentacam 白内障术前信息图中的眼前节 Scheimpflug 图

（三）角膜散光、像差、眼前节参数

如图 5-2-5 中所示：

SimK：模拟角膜散光，根据角膜前表面推测出的角膜散光，采用的标准屈光系数为 1.337 5。原理详见第一章第二节。

Total Corneal Refr. Power（4mm）：4mm 直径"圆环"上的全角膜屈光力。

Difference：SimK 与 Total Corneal Refr. Power 之间的差异，包括轴向间的差异（前者的 K1 轴向度数减去后者的 K1 轴向度数），平均 K 值度数间的差异（前者的 Km 减去后者的 Km），散光度数间的差异（前者的 Astig 减去后者的 Astig 值）。

Total CRP：同 Total Corneal Refr. Power，其中 Apex 和 Pupil 分别为按照角膜顶点和瞳孔为中心；Center、Avg 1mm、Avg 3mm 分别为中心、1mm、3mm 范围的角膜平均屈光力（D）；Min 3mm、Max 3mm 分别为 3mm 范围角膜最小、最大屈光力（D）。

Total Cor. Astig.（WFA）（4mm zone）：4mm 直径区域范围全角膜散光（像差模式）。

Total Cor. Sph.Aberration（WFA Z40）（6mm zone）：6mm 直径区域的全角膜球差。

Total Cor. Irregular Astig.（WFA HO RMS）（4mm）：全角膜不规则散光值，为 4mm 直径区域的总高阶像差均方根（root mean square，RMS）。

Axial/Sag. B/F：角膜前后表面曲率比，要注意分母是前表面曲率半径。

QS：检查质量。

Pupil Dia：瞳孔直径。

（四）新版白内障术前信息图

以上介绍的信息为经典版本的白内障术前信息图，随着屈光性白内障手术的发展，更多参数被纳入术前评估，某些参数被淘汰，有些重要参数不在同一个报告上，使得阅读报告和术前规划稍显复杂。为了解决上述问题，新版白内障术前信息图应运而生（图 5-2-6）。可以看

图 5-2-5　Pentacam 白内障术前信息图中角膜散光、像差、眼前节参数

出，报表上方的角膜地形图和左下角的眼前节 Scheimpflug 图模块维持原状，右下角的参数版块发生了较大的变化，下面将具体介绍。

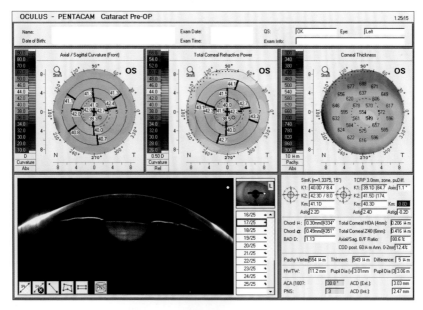

图 5-2-6　新版白内障术前信息图

新版白内障术前信息图参数详见图 5-2-7，更改信息如下：

①左侧的模拟角膜散光参数不变，右侧的全角膜散光改为瞳孔中心 3mm 区域模式的全角膜散光。区域模式的平均散光比圆环上有限点的散光更能

反映患者真实的散光状态；此数据也直接用于仪器内嵌的 Toric IOL 计算器（Savini Toric 公式）。

②新增 Kappa 角（Chord μ）和 Alpha 角（图中 Chord α）的大小及方位，有助于优选多焦点人工晶状体。

③新增角膜光密度值，有助于筛查 Fuchs 角膜内皮营养不良等疾病。

④新增虚拟瞳孔直径［Pupil Dia（virtual），基于虹膜图像计算得出］和 3D 瞳孔直径［Pupil Dia（3D），基于 Scheimpflug 拍摄图像计算得出］，有助于评估瞳孔直径对散光的影响，亦有助于优选多焦点人工晶状体。

⑤新增 PNS 晶状体核密度分级，直观量化晶状体核混浊程度。

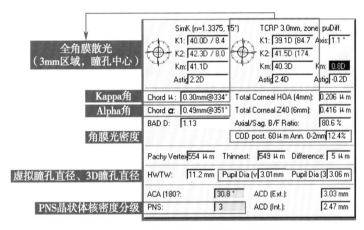

图 5-2-7　新版白内障术前信息图参数

三、角膜屈光力分布图

（一）屈光力分布汇总图

根据图 5-2-8 所示，图右上角的选项中：

区域（zone）、环（ring）：分别是区域和环的模式。区域为指定直径范围内角膜的屈光力，反映了整个区域内的屈光力情况；环为指定直径环上角膜的屈光力，反映了该环上的屈光力情况。

顶点（apex）、瞳孔（pupil）：参照角膜顶点或瞳孔中心为参考中心。

K1/K2、Km/Astig：显示 K1/K2 值及轴向，或是 Km 值、散光量及轴向。

在数据表格中，横坐标为不同直径、纵坐标为不同角膜屈光力参数：

前表面曲率（axial/sagittal front）："模拟角膜屈光力"。

True Net Power：净屈光力。

Tot. Refr. Power：全角膜屈光力。

K值 (D) 计算 区域内 以顶点为中心 ● 区域 ● 顶点 ○ K1/K2　○ 环 ○ 瞳孔 ● Km/Astig

区域直径		1.0 mm		2.0 mm		3.0 mm		4.0 mm		5.0 mm		6.0 mm		7.0 mm		8.0 mm	
前表面曲率	Km	42.9		42.9		43.0		43.0		43.1		43.1		43.1		43.0	
	Astig	1.6	(164.4°)	1.4	(162.7°)	1.1	(159.2°)	0.9	(152.9°)	0.8	(145.5°)	0.6	(140.1°)	0.5	(132.0°)	0.3	(118.9°)
净屈光力	Km	42.0		41.9		41.9		41.9		41.9		42.0		42.0		42.0	
	Astig	2.1	(165.1°)	1.8	(163.9°)	1.6	(161.4°)	1.2	(156.9°)	1.0	(151.4°)	0.8	(146.9°)	0.5	(140.0°)	0.3	(127.1°)
Tot. Refr. Power	Km	42.3		42.3		42.5		42.6		42.9		43.2		43.6		44.0	
A	Astig	1.9	(165.4°)	1.9	(163.9°)	1.5	(161.2°)	1.3	(156.6°)	1.0	(150.7°)	0.9	(146.0°)	0.6	(138.3°)	0.4	(121.8°)

K值 (D) 计算 在环上 以顶点为中心 ● 环 ● 顶点 ○ K1/K2　○ 瞳孔 ● Km/Astig

直径环		1.0 mm		2.0 mm		3.0 mm		4.0 mm		5.0 mm		6.0 mm		7.0 mm		8.0 mm	
前表面曲率	Km	42.9		42.9		43.0		43.1		43.2		43.2		43.1		42.6	
	Astig	1.5	(163.8°)	1.2	(159.8°)	0.8	(148.8°)	0.7	(131.1°)	0.7	(125.7°)	0.4	(108.5°)	0.6	(77.6°)	0.5	(64.6°)
净屈光力	Km	41.9		41.9		41.8		42.0		42.0		42.1		42.1		41.7	
	Astig	2.0	(164.6°)	1.6	(161.3°)	1.1	(154.2°)	0.9	(139.4°)	0.7	(132.3°)	0.4	(112.1°)	0.8	(78.6°)	0.4	(69.1°)
Tot. Refr. Power	Km	42.3		42.4		42.7		43.1		43.6		44.3		45.0		45.3	
B	Astig	2.0	(164.6°)	1.6	(161.8°)	1.1	(154.0°)	0.8	(139.0°)	0.6	(132.2°)	0.3	(112.3°)	0.9	(77.9°)	1.1	(68.3°)

K值 (D) 计算 区域内 以瞳孔中心 ● 区域 ○ 顶点 ○ K1/K2　○ 环 ● 瞳孔 ● Km/Astig

区域直径		1.0 mm		2.0 mm		3.0 mm		4.0 mm		5.0 mm		6.0 mm		7.0 mm		8.0 mm	
前表面曲率	Km	42.8		42.8		43.0		43.0		43.1		43.1		43.1		43.0	
	Astig	0.8	(163.4°)	1.1	(160.8°)	0.9	(155.6°)	0.7	(147.3°)	0.7	(142.0°)	0.6	(139.7°)	0.4	(135.0°)	0.3	(122.0°)
净屈光力	Km	41.8		41.9		41.9		42.0		42.0		42.0		42.0		42.0	
	Astig	1.2	(164.1°)	1.5	(162.0°)	1.3	(157.9°)	1.1	(151.7°)	0.9	(147.0°)	0.8	(144.8°)	0.5	(140.7°)	0.3	(128.9°)
Tot. Refr. Power	Km	42.2		42.2		42.5		42.7		43.0		43.3		43.6		44.0	
C	Astig	1.2	(164.0°)	1.5	(162.0°)	1.3	(157.8°)	1.1	(151.4°)	0.9	(146.5°)	0.8	(144.2°)	0.6	(139.7°)	0.2	(124.2°)

K值 (D) 计算 在环上 以瞳孔中心 ● 环 ○ 顶点 ○ K1/K2　● 瞳孔 ● Km/Astig

直径环		1.0 mm		2.0 mm		3.0 mm		4.0 mm		5.0 mm		6.0 mm		7.0 mm		8.0 mm	
前表面曲率	Km	42.9		43.0		43.1		43.2		43.2		43.1		43.0		42.6	
	Astig	1.3	(162.7°)	1.1	(156.8°)	0.8	(141.4°)	0.7	(127.9°)	0.6	(132.8°)	0.2	(113.7°)	0.5	(69.2°)	0.6	(61.6°)
净屈光力	Km	41.9		42.0		42.0		42.0		42.0		42.0		42.0		41.6	
	Astig	1.7	(163.6°)	1.5	(159.0°)	0.9	(147.3°)	0.9	(134.3°)	0.7	(137.2°)	0.3	(118.0°)	0.6	(71.6°)	0.6	(65.6°)
Tot. Refr. Power	Km	42.2		42.5		43.0		43.2		43.6		44.2		44.9		45.3	
D	Astig	1.7	(163.5°)	1.5	(159.0°)	1.1	(147.1°)	0.9	(134.0°)	0.8	(137.0°)	0.2	(118.6°)	0.8	(70.7°)	1.0	(64.7°)

图 5-2-8　Petacam Power Distribution 中的散光分布图

图 A 为以角膜顶点为中心基于区域的结果；图 B 为以角膜顶点为中心基于圆环的结果；图 C 为以瞳孔中心为中心基于区域的结果；图 D 为以瞳孔中心为中心基于圆环的结果

（二）指定区域角膜屈光力分布图

如图 5-2-9 所示，为指定区域范围内所包含测量点的屈光力的分布图。

图里的 K1，指定区域平坦子午线上的屈光力和轴向。

K2，指定区域陡峭子午线上的屈光力和轴向。

Km，指定区域平均屈光力。

Peak，指定区域内分布点最多的屈光力的值。

65%Mean，去除该区域内曲率过大和过小的数据点后，保留中间 65% 数据点的曲率，计算获得该 65% 数据点曲率的均值，适用于角膜明显不规则时曲率的选择，作为 SimK 值代入 IOLMaster，进行人工晶状体屈光度数的计算。

右图为各种模式的角膜地形图、高度图、厚度图等，可在上方的下拉菜单中选择。

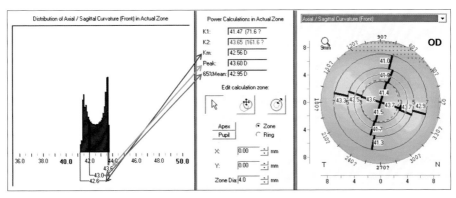

图 5-2-9 指定自定义区域角膜屈光力分布图

第三节 Pentacam 结果的判读

在分析数据之前要注意数据的重复性,特别是对于年龄较大、小睑裂,以及检测过程中固视困难的患者。一般重复测量 3 次,若 3 次检查结果的波动均在可接受的范围内,则结果可靠。如果角膜地形图中的 QS(成像质量)显示红色,经分析后不可靠,则不应使用该数据。如果 QS 为黄色(图 5-3-1),应慎重对待检查结果,若不能确定,需重新检查患者。所有使用与分析的数据应在 QS 为"OK"的前提下进行。

在临床工作中,建议根据以下四个步骤对 Pentacam 的结果进行判读(图 5-3-2)。

步骤一:评估角膜不规则散光

根据角膜前表面的曲率图和全角膜屈光力图对不规则散光进行主观定性分析,根据全角膜高阶像差(不规则散光)进行定量分析。

步骤二:评估异常角膜形态

分析角膜是否存在形态异常的情况,根据角膜屈光图定性分析,根据 B/F 值定量分析角膜形态。明确患者是否有既往角膜屈光手术史,从而决定选择相应的 Toric IOL 度数计算公式。

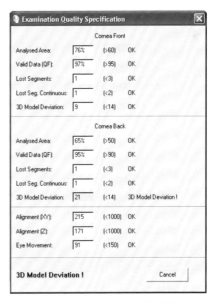

图 5-3-1 成像质量分析判定

55

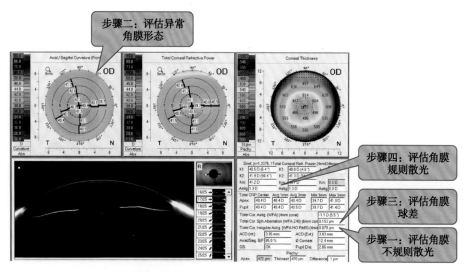

图 5-3-2　Pentacam 的结果判读步骤

步骤三：评估角膜球差

明确角膜球差，根据具体的角膜球差选择合适的非球面或球面人工晶状体。

步骤四：评估角膜规则散光

比较全角膜散光和模拟角膜散光的差异，结合步骤一的不规则散光，明确全角膜散光的度数和轴向。建议根据屈光力分布图中以角膜顶点为参考中心，3mm 区域模式的全角膜散光进行矫正，或根据 Toric IOL 计算器推荐的参数进行计算。

下文将详细介绍上述四个步骤：

一、评估角膜不规则散光

术前评估角膜不规则散光，有助于人工晶状体的选择和术后视力预测。4mm 直径圆形区域内的角膜高阶像差 0.3μm 相当于 0.5D 的离焦效果。高阶像差值越大，离焦效果越显著，会导致 Toric IOL 和多焦点人工晶状体植入术后视力达不到理想效果。而且不规则散光也会影响角膜散光的测量，导致术前角膜散光测量误差。

建议先根据角膜前表面的曲率图和全角膜屈光力图对不规则散光进行主观定性分析，观察角膜地形图中央区域的陡峭子午线和平坦子午线的垂直情况，以及陡峭子午线是否成 180° 来评估角膜散光的规则性。陡峭子午线与陡峭子午线不成 180°，陡峭子午线与平坦子午线不成 90°，是典型的不规则散光。当子午线的偏离程度在 10° 以上，随着偏离程度增加，散光不规则程度也增加，Toric IOL 植入术后的残余散光不确定性也增加，患者术后裸眼视力可能下降，故对于偏离程度较大的患者，应谨慎植入 Toric IOL。

再根据全角膜高阶像差（不规则散光）进行定量分析（见图 5-3-2）。目前，主要根据 4mm 直径圆形区域内的全角膜高阶像差（HOA），评估角膜不规则散光。HOA 在 0.3μm 以内为轻度不规则散光，可以选择 Toric IOL 和多焦点人工晶状体；0.3～0.5μm 为中度不规则散光，要充分分析眼前节情况，谨慎选择 Toric IOL 和多焦点人工晶状体，并作好充分的术前沟通；大于 0.5μm 为高度不规则散光，不建议植入 Toric IOL、多焦点人工晶状体等特殊功能的人工晶状体，并作好充分的术前沟通。

二、评估异常角膜形态

角膜屈光手术迅猛发展，现在已经有数十年前的 PRK（准分子激光屈光性角膜切削术）或者 LASIK 术后患者由于白内障而来就诊，关注角膜地形图显得尤为重要，不要忽视任何异常的角膜形态。分析角膜是否存在形态异常的情况，根据角膜屈光图、角膜高度图定性分析（图 5-3-3），根据 B/F 值定量分析角膜形态（见图 5-3-2），明确患者是否有既往角膜手术史。应根据患者

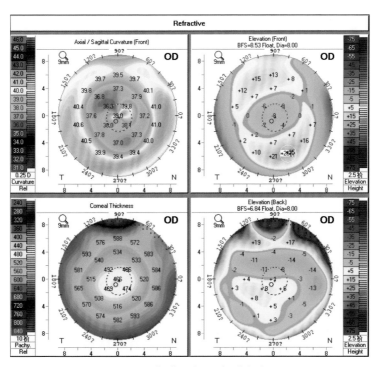

图 5-3-3　角膜屈光图、角膜高度图

的角膜形态选择合适的人工晶状体计算公式。忽略异常角膜形态，根据常规的人工晶状体计算公式计算并选择人工晶状体，常会导致屈光矫正发生明显偏差，影响患者白内障术后的视觉质量。

针对角膜屈光术后人群（如近视 LASIK、远视 LASIK、放射状角膜切开术），若使用常规 Toric IOL 计算器会导致散光矫正失误，需要选择针对角膜屈光术后人群的 Toric IOL 计算器，如 Barrett Ture-K Toric IOL 计算器。

三、评估角膜球差

非球面人工晶状体被广泛用于矫正角膜球差。要注意的是，在正常人群中，角膜球差可存在很大的差异。此外，近视 LASIK 术后的患者通常有较高的正球差，而远视 LASIK 术后及圆锥角膜的患者通常有一定量的负球差。应评估角膜球差，根据具体的角膜球差选择合适的非球面或球面人工晶状体。建议术后预留少量全眼正球差，例如 +0.10μm，对于特殊需求的患者可作相应增减。

笔者通过大样本量（3 769 人）研究，首次提出了年龄相关的非线性角膜球差改变（图 5-3-4），并建立了矫正公式"角膜球差 −(39− 年龄)×0.001 3+(76−39)/2×0.005 7"和"角膜球差 +(76− 年龄)/2×0.005 7"。该研究发现，全角膜球差的年龄拐点为 39 岁［95% 置信区间（CI）：36～42 岁］。全角膜球差的增速在 18～39 岁和 39 岁之后分别为 −0.013μm/10 年和 0.057μm/10 年。即在年轻阶段，角膜球差并未随年龄增大而发生显著变化，甚至有一点儿下降的趋势；而在 39 岁之后，角膜球差的增速显著提高，随年龄增大而增大。20 年的时间跨度即可让球差改变超 0.10μm，影响白内障手术所预留的全眼球差。这一发现为时间维度的球差预留提供了临床依据，可根据患者的年龄和角膜球差，进行球差预留，腾出球差抵消空间。

球差预留的原则是让患者的球差尽可能久地维持在 +0.10μm 附近，且不产生负球差或过高的正球差。由于角膜球差转变的拐点为 39 岁，国人的预期寿命为 76.1 岁，故选择以 57.5 岁或"当前年龄与预期寿命的中点"为最优矫正年龄，能使患者的球差最大时间地维持在 +0.10μm 附近。如果患者的年龄比较特殊，可酌情减少球差预留。例如，对于年轻患者，可矫正为零球差，不要残留负球差；而对于年老患者，可直接矫正至 +0.1μm。医师也可根据"年龄相关的角膜球差非线性改变"自行设计球差预留量表，以获得最好的术后长期视觉质量。

同时，为了方便临床上医师计算球差预留，笔者开发了基于年龄的球差矫正计算软件（ASACCS），旨在为不同年龄人群的角膜球差矫正（包括不同

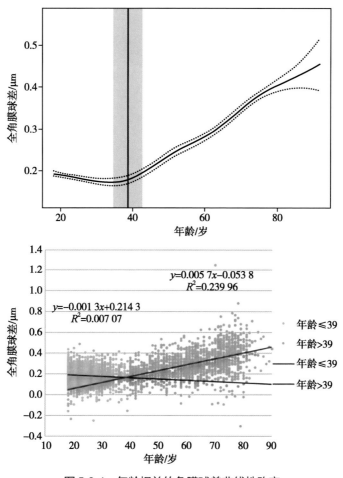

图 5-3-4　年龄相关的角膜球差非线性改变

目标最佳矫正年龄和目标残余球差)计算推荐的矫正值(图 5-3-5)。本软件编程内置了计算程序,能够针对输入的角膜球差,基于当前年龄、角膜球差量、目标最佳矫正年龄和目标残余球差信息,计算推荐的球差矫正值、建议人工晶状体球差量和预期术后残余球差。该软件能够辅助眼科医师进行屈光性白内障术前规划,减少烦琐和复杂的计算过程,提高临床诊疗效率,目前已嵌入 Scansys 的 IOL 优选界面(图 5-3-6)。

四、评估角膜规则散光

角膜规则散光度数和轴向的精确测量是手术成功的前提和关键。仅依据角膜前表面曲率计算的模拟角膜散光,忽略了角膜后表面的散光情况,并不能准确地反映真实全角膜散光。建议查看全角膜散光、模拟角膜散光和角

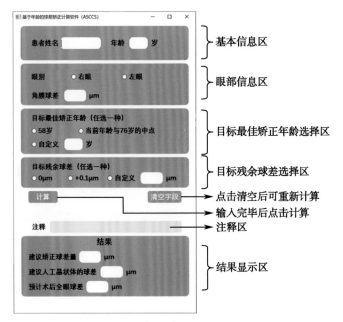

图 5-3-5　基于年龄的球差矫正计算软件

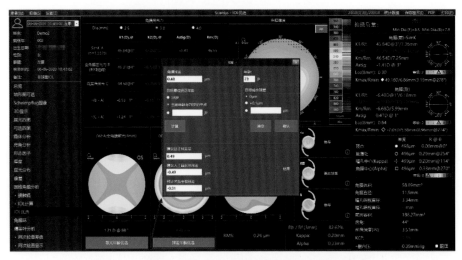

图 5-3-6　嵌入 Scansys 的基于年龄的球差矫正计算器
点击图左下方"球差年龄优选"按钮后弹出对话框（红框所示）。

膜后表面散光的情况，并进一步分析角膜屈光力分布图。

需要注意的是，白内障术前信息图中提供的角膜散光为 4mm 圆环的全角膜散光，以及 15° 圆环的模拟角膜散光，不同参数的全角膜散光、模拟角膜散光和角膜后表面散光的结果分散在白内障术前信息图、屈光四联图和屈光力分布图中,需要医师综合查看患者的检查结果,全面评估角膜散光。

80% 人群的角膜后表面散光为逆规散光,度数平均约为 0.3D。若角膜后表面散光与平均值偏差较大,要小心后表面散光的影响。一般瞳孔直径多为 2.5～4mm,在屈光力分布图中,关注角膜中央 1～4mm 直径圆形区域内的散光(图 5-3-7)。当区域变化时,比较散光度数和轴向的改变。通常轴向越稳定,则该角膜散光越规则。一般来说,角膜散光度数在中央区高,周边区低。由于区域模式的角膜散光涵盖了圆环内的所有的数据点,受到中央区高散光的影响,同直径下的区域模式的角膜散光度数在数值上要高于圆环模式的角膜散光(图 5-3-8)。而且,圆环模式的角膜散光随直径而发生的波动的情况比区域模式的角膜散光更剧烈。

区域模式																
区域直径	1.0 mm		2.0 mm		3.0 mm		4.0 mm		5.0 mm		6.0 mm		7.0 mm		8.0 mm	
散表面曲率 Km	42.9		42.9		43.0		43.0		43.1		43.1		43.1		43.1	
Astig	1.6	(164.4°)	1.4	(162.7°)	1.1	(159.2°)	0.9	(152.9°)	0.8	(145.5°)	0.6	(140.1°)	0.5	(132.0°)	0.3	(118.9°)
Tot. Refr. Power	42.3		42.3		42.5		42.6		42.9		43.2		43.6		44.0	
Astig	1.9	(165.4°)	1.9	(163.9°)	1.5	(161.2°)	1.3	(156.6°)	1.0	(150.7°)	0.9	(146.0°)	0.6	(138.3°)	0.4	(121.8°)

图 5-3-7　不同直径的角膜散光示例

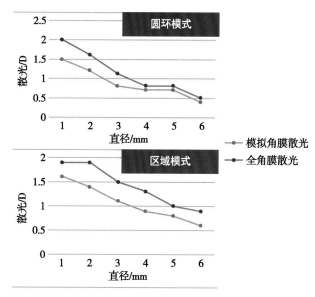

图 5-3-8　不同直径的角膜散光的折线图示例

同时,需在同样的区域模式下比较全角膜散光和模拟角膜散光的差异。建议根据屈光力分布图中以角膜顶点为参考中心,3mm 区域模式的全角膜散光进行矫正,或根据 Toric IOL 计算器推荐的参数进行计算。例如,Barrett

Toric IOL 计算器明确要求使用模拟角膜散光数据,并在计算中自动补偿角膜后表面的作用,建议使用3mm直径圆形区域模式的模拟角膜散光数据。

第四节　散光矫正原则

白内障手术患者植入单焦点人工晶状体后为老视状态,除了轻度正球差能提高景深,预留术后一定量的散光也能提高景深,形成伪调节,改善近距离视觉工作能力。不过,人们对不同类型的残余散光的耐受度是不同的。对顺规散光的耐受度最强,逆规散光次之,对斜轴散光的耐受度最差。当残余散光超过 0.75D(顺规散光或逆规散光),或是更少量的斜轴散光,则可能明显降低视觉质量(超过景深所带来的好处)。

鉴于人对不同散光的耐受差异,建议全矫斜轴散光,适度过矫逆规散光,或适度欠矫顺规散光,以获得残余顺规散光。同时,残余散光的 Sturm 光锥应横跨黄斑中心凹,最小弥散圆尽可能接近黄斑,即残余等效球镜尽可能为零。若无法达到上述结果,则尽量使靠后的一条焦线在黄斑上,Sturm 光锥位于黄斑前,即残余等效球镜轻度偏负,为单纯近视性散光的状态。如果患者更在意提高术后裸眼视力,追求当下最好的清晰度,则考虑全矫各类型的角膜散光,不预留散光。

上述的散光预留,仅考虑了术后短期的人眼屈光状态,并未考虑时间这一维度。角膜散光随年龄增大向逆规散光改变,而白内障超声乳化吸除手术对角膜散光的长期变化的影响很小,并不减缓或停止这一改变。考虑到部分白内障患者术后数十年的长期角膜散光变化,有必要对散光选择预留。

研究指出,白内障术后人群和未行白内障手术人群的角膜散光的长期变化是类似的。Hayashi 等通过队列研究发现,白内障术后角膜逆规散光的增速为 0.38D/10 年(前 5 年为 0.17D±0.61D,第二个 5 年为 0.21D±0.60D)。Ho 等通过横断面研究,推算全角膜逆规散光的增速为 0.32D/10 年,两者的逆规散光增速相近。

由于逆规散光对视觉质量的影响较大,术后长期角膜散光的逆规改变将影响视觉质量。根据患者的预期术后寿命及全角膜逆规散光增速,合理地预留一定量的顺规散光,能够抵消这种变化。由于绝大多数的研究所得出的角膜逆规散光增速为恒定值(约 0.3D/10 年),而患者的预期寿命又不尽相同,目前临床上对于年龄相关的散光预留量并无共识。

笔者通过大样本量(3 769 人)研究,首次提出了年龄相关的全角膜散光非线性改变(图 5-4-1),并建立了基于年龄和散光类型的全角膜散光矫正量推荐表(表 5-4-1),建议根据年龄及散光类型计算散光矫正推荐量。该研究发现,全角膜散光的年龄拐点分别为 36 岁(95%CI: 32~42 岁)和 69 岁(95%CI: 56~78 岁)。逆规散光的增速在 18~35 岁、36~68 岁分别为 0.13D/10 年和 0.45D/10 年,且增速在 69 岁之后下降,主要由角膜前表面引起(图 5-4-2)。这一发现为时间维度的散光预留提供了临床依据,可根据患者所处的散光改变区间,进行散光预留。

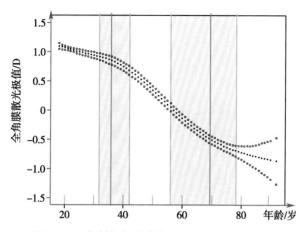

图 5-4-1　年龄相关的全角膜散光的非线性改变

表 5-4-1　基于年龄和散光类型的全角膜散光矫正量推荐表

年龄 / 岁	以 52 岁时全矫为目标 /D		以 69 岁时全矫为目标 /D	
	顺规散光	逆规散光	顺规散光	逆规散光
≤35	TCA−0.013 1(35-Y)-0.74	TCA+0.75	TCA−0.013 1(35-Y)-1.48	TCA+0.75
36~52	TCA−0.044 9(52-Y)	TCA+0.044 9(52-Y)	TCA−0.044 9(69-Y)	TCA+0.75
53~68	TCA	TCA	TCA−0.044 9(69-Y)	TCA+0.044 9(69-Y)
≥69	TCA	TCA	TCA	TCA

注: TCA: 全角膜散光; Y: 年龄。

　　由于角膜散光转变的拐点为 36 岁、69 岁,36~68 岁为快速变化区间,总变化量为 1.48D,恰好约为 0.75D 的 2 倍。而 0.75D 正是逆规散光和顺规散光引起视觉干扰的临界值。快速转变进程的中点为 52 岁,故可根据患者的意愿,考虑以 52 岁时全矫或 69 岁时全矫为目标进行散光矫正。若以中点 52 岁时全矫,则预留散光和术后长期变化引起的角膜散光均不高于 0.75D,既能够提高景深,又避免了年龄相关的角膜散光改变带来的负面影响。对年轻(<52 岁)的散光者可预留较多的顺规散光,而对于年龄较大(>52 岁)的散光

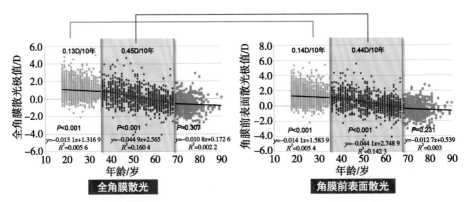

图 5-4-2　年龄相关的全角膜散光和角膜前表面散光的分段线性改变

者，宜全矫角膜散光。表格的设计均遵循以下原则：

①逆规散光患者的术后顺规散光残留不高于 0.75D；

②若患者不能接受较高的散光残留，可酌情减少散光预留量。

同时，为了方便临床上医师计算散光预留，笔者开发了基于年龄的散光矫正计算软件（AACCS），旨在为不同年龄人群的角膜散光矫正（包括不同的散光类型和散光矫正策略）计算推荐的矫正值（图 5-4-3）。本软件编程内

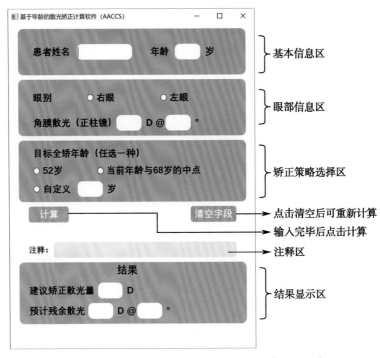

图 5-4-3　基于年龄的散光矫正计算软件（AACCS）

置了计算程序,能够针对输入的角膜散光,基于当前年龄、散光类型、散光度数、散光矫正策略信息,计算推荐的矫正值和术后残余散光。该软件能够辅助眼科医师进行屈光性白内障术前散光规划,减少烦琐和复杂的计算过程,提高临床诊疗效率,目前已嵌入Scansys的IOL优选界面(图5-4-4)。

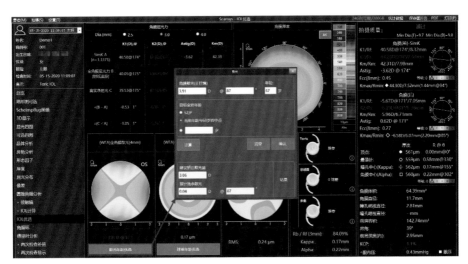

图5-4-4　嵌入Scansys的基于年龄的散光矫正计算器
点击图左下方"散光年龄优选"按钮后弹出对话框(红框所示)。

　　医师也可根据"年龄相关的角膜散光非线性改变"自行设计散光预留量表,以获得最好的术后长期视觉质量。如果认为患者对顺规散光的耐受度远高于逆规散光,可将全矫年龄适度后移。即术后顺规散光预留量偏大,更长时间地抵消逆规散光,以减少后期逆规散光的影响。
　　散光的矫正及预留是一门艺术,运用合理的矫正原则能够提高术后长期视觉质量。

第六章

环曲面人工晶状体植入手术

第一节　角膜切口及其术源性散光

白内障手术切口的作用不仅仅是一个进入眼内的通道，还会引起术源性散光（surgically induced astigmatism，SIA），改变屈光状态。本节将对角膜切口和角膜术源性散光及其影响因素进行阐述。

一、角膜术源性散光的定义和计算

角膜切口会使其所在子午线上的角膜变平坦，而与其垂直的子午线变陡峭，这种效应导致的散光被称为角膜术源性散光（SIA_{cornea}），是手术前、后角膜散光的改变量。SIA_{cornea} 主要与切口大小、方向、位置、结构、形状相关。由于 SIA_{cornea} 会影响 Toric IOL 的使用及术后屈光状态，故备受关注。

散光是矢量，包括度数和方向，故不能用单纯的散光度数算术加减来分析 SIA_{cornea}，而应采用矢量分析法，在双倍极坐标图中进行分析运算。

不同于单倍极坐标图，双倍极坐标图中对应的角度为单倍极坐标图的 2 倍，即单倍极坐标图中的任意单位角度，在双倍极坐标图中以 2 倍的角度间距表示。在双倍极坐标图中，水平位上的轴向为 0°/180° 和 90°，竖直位上的轴向为 45° 和 135°。

分析过程需要患者术前和术后的角膜散光数据。分析完成后，可将多个 SIA_{cornea} 绘制于双倍极坐标中，并计算它们的矢量平均（质心）。如图 6-1-1 所示，该双倍极坐标图绘制了共 15 个样本的 SIA_{cornea}。对应的 15 位患者的术前和术后角膜散光、两者的矢量差计算结果详见表 6-1-1。可见，质心为 0.10D@101°，绝对值平均（算术平均）为（0.21±0.10）D，质心和数据集的 95% 置信椭圆均较小，所有样本的绘制点较为集中，SIA_{cornea} 稳定。

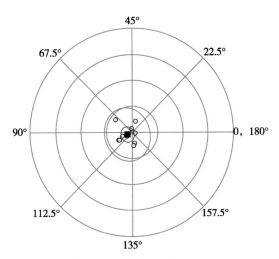

质心：0.10D @ 101°±0.23D

绝对值平均：0.21D ± 0.10D

■ 质心 ◯ 质心的95%置信椭圆 ◯ 数据集的95%置信椭圆 每一环=0.5D

图 6-1-1 角膜术源性散光的双倍极坐标图示例

表 6-1-1 角膜术源性散光的矢量计算示例

序号	术前角膜散光 /D	术前陡峭子午线	术后角膜散光 /D	术后陡峭子午线	矢量差（术后 - 术前)/D	矢量差方向
1	1.194	88.66°	1.161	93.95°	0.220	140.6°
2	2.264	89.89°	2.767	96°	0.733	116.4°
3	2.032	107.23°	2.4	105°	0.406	93.6°
4	0.9	111°	1.197	107°	0.330	95.9°
5	1.626	125.38°	1.802	123°	0.226	104.7°
6	1.553	166.2°	1.499	164.19°	0.120	106.8°
7	1.295	169.15°	1.292	173.71°	0.206	36.8°
8	1.324	174.53°	1.384	174.6°	0.060	176.1°
9	1.265	173.65°	1.477	176.01°	0.240	8.9°
10	2.171	1.95°	2.165	177.32°	0.350	134.1°
11	2.133	3.06°	2.566	179.92°	0.503	166.1°
12	1.998	2.7°	1.7	6.3°	0.377	75.5°
13	1.562	8.55°	1.629	8.3°	0.068	2.6°
14	1.466	70.7°	1.298	73.54°	0.217	142.5°
15	1.6	96.6°	1.562	95.91°	0.054	28.8°

为了计算 SIA_{cornea}，首先需要明确手术前后的角膜散光度数（corneal astigmatism，CA）和子午线（meridian，M），以正柱镜的形式表示，如 2.0D@180°。术前角膜散光为（CA_{pre}，M_{pre}），术后角膜散光为（CA_{post}，M_{post}），两者的矢量差为角膜术源性散光 SIA_{cornea}，以（SIA_{cornea}，M_{SIA}）表示。矢量计算公式为：

$$角膜术源性散光 = 术后角膜散光 - 术前角膜散光$$

三者的矢量关系详见图 6-1-2。

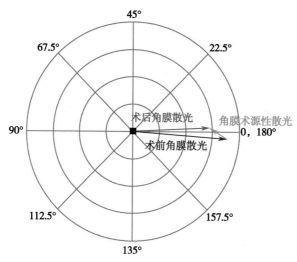

图 6-1-2　角膜术源性散光、术后角膜散光及术前角膜散光的矢量关系示意图

具体计算过程如下：

首先，将"180°极坐标"中的原始矢量转换成适配"360°双倍极坐标"的矢量，并将矢量分解为 X（横轴）和 Y（纵轴）成分（图 6-1-3）。

$$X_{post} = CA_{post} \times \cos(2 \times M_{post});$$
$$Y_{post} = CA_{post} \times \sin(2 \times M_{post});$$
$$X_{pre} = CA_{pre} \times \cos(2 \times M_{pre});$$
$$Y_{pre} = CA_{pre} \times \sin(2 \times M_{pre})$$

SIA_{cornea} 的 X 和 Y 成分，为相对应的术后和术前的差值：

$$X_{SIA} = X_{post} - X_{pre}, \ Y_{SIA} = Y_{post} - Y_{pre}$$

根据 SIA_{cornea} 的 X 和 Y 成分，计算整合为 SIA_{cornea} 矢量：

$$\theta = 0.5 \times \arctan(Y_{SIA}/X_{SIA})$$

最后，由于双倍—单倍极坐标的转换，需要对转换后的角度进行调整：

如果 $X_{SIA} > 0$ 且 $Y_{SIA} \geqslant 0$，$M_{SIA} = \theta$；

如果 $X_{SIA}>0$ 且 $Y_{SIA}<0$，$M_{SIA}=\theta+180°$；

如果 $X_{SIA}<0$，$M_{SIA}=\theta+90°$；

如果 $X_{SIA}=0$ 且 $Y_{SIA}>0$，$M_{SIA}=45°$；

如果 $X_{SIA}=0$ 且 $Y_{SIA}<0$，$M_{SIA}=135°$

经过上述计算和转换后，就算得了 SIA_{cornea}。通过批量计算，就能获得一系列的 SIA_{cornea}。将所得批量数据进行矢量平均和计算，即可获得 SIA_{cornea} 的质心。

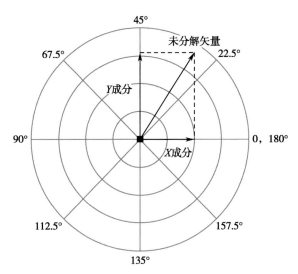

图 6-1-3　双倍极坐标图中进行矢量分解

二、角膜术源性散光的影响因素

SIA_{cornea} 主要与切口大小、方向、位置、结构相关，此外也与切口关闭方式（缝合或水密）、角膜厚度等相关。切口越大，距离角膜中心越近，则 SIA_{cornea} 越大。最近研究还显示，SIA_{cornea} 还与切口的内口与角膜顶点的距离有关。以下将逐一阐述。

角膜切口位置与 SIA_{cornea} 的研究显示，颞侧切口引起的术源性散光最小，大致顺序如下：颞侧 < 陡轴 < 斜轴 < 上方。3~4mm 的透明角膜切口的 SIA_{cornea} 上方为 0.6~1.5D，斜轴为 0.6~1.29D，陡轴为 0.6~0.9D，颞侧为 0.09~0.44D。如果想减少 3.0mm 以上切口的 SIA_{cornea}，可以考虑做巩膜隧道切口。

角膜切口大小与 SIA_{cornea} 成正相关，即切口越大，引起的 SIA_{cornea} 越大。但这种相关性在角膜切口大于 3mm 时较为明显，对于小于 2.8mm 的切口，缩小切口并不能线性明显减小 SIA_{cornea}。2.6~2.8mm 透明角膜切口的 SIA_{cornea} 比 3.0~4.0mm 减少了 0.3D[（0.6±0.5）D vs.（0.9±0.9）D]，同时术后早期的屈光状态更加稳定，裸眼远视力更好。2.2mm 透明角膜切口的 SIA_{cornea} 为 (0.35 ± 0.21)D，且与同样大小的巩膜切口相比，两者间的 SIA_{cornea} 无显著差异。2.0mm 以下的微切口 $SIA_{cornea}<0.25$D。SIA_{cornea} 的矢量平均远低于算术平均值，而 Toric IOL 计算器多要求使用 SIA_{cornea} 的矢量平均值。一般认为 2.4mm 的颞侧角膜切口的 SIA_{cornea} 矢量平均值约为 0.1D。

SIA_{cornea} 还与切口的内口与角膜顶点的距离有关。研究发现透明角膜切口的内口位置（沿角膜后表面至角膜顶点的距离）比外口位置（沿角膜前表面至角膜顶点的距离）对角膜前表面及全角膜散光的影响更大，尤其是后表面。内口离角膜顶点较近时（<4 816.44μm），角膜前、后表面及全角膜的术后 1 个月 SIA_{cornea} 的矢量平均分别为：(0.27 ± 0.91)D@89°、(0.07 ± 0.36)D@26° 和 (0.19 ± 1.11)D@84°；而内口离角膜顶点较远时（≥4 816.44μm），角膜前、后表面及全角膜的术后 1 个月 SIA_{cornea} 的矢量平均分别为：(0.10 ± 0.84)D@96°、(0.03 ± 0.25)D@31° 和 (0.15 ± 0.94)D@107°。内口距离多由手术因素决定，如切口的斜率与隧道长度，而不是术前的眼部参数。因此在手术设计时，切口内口的位置也是需要考虑的因素之一，以进一步提高手术规划的精准性。

由于不同个体差异，角膜生物力学也会有所不同，即使是相同位置、大小、形状、长度的角膜切口，引起的 SIA_{cornea} 也会有所不同。研究显示，在颞侧行透明角膜切口后，术后早期（术后 1 日）的 SIA_{cornea} 与中央角膜厚度成负相关。换而言之，中央角膜厚度越薄者，SIA_{cornea} 越大。这个相关性仅在角膜散光为逆规散光的患者中出现，而顺规散光患者无该相关性。而在术后 2 个月时，两者相关性不显著。角膜厚度的影响可能原因在于角膜较厚者，同样的眼压引起的形变较小。

手工制作的切口结构与形状的重复性欠佳，即使是同一个手术医师的两次切口制作，也不尽相同。应用飞秒激光辅助白内障手术的研究显示，飞秒激光切口的 SIA_{cornea} 轴向更稳定，但其所致的 SIA_{cornea} 在度数上与手工切口相仿或更大。对于手术经验丰富的术者，飞秒激光制作的切口在 SIA_{cornea} 上无明显优势；但对于手术经验不丰富的医师，飞秒激光会比手工切口更稳定、安全。

综上所述，SIA_{cornea} 的影响因素众多，最主要的影响因素是切口的宽度、轴向和位置：切口越大，切口越接近角膜中央，则产生的 SIA_{cornea} 越大；角膜切口内口位置离角膜顶点越远，SIA_{cornea} 越小。同时，SIA_{cornea} 与角膜厚度、角膜生物力学、年龄、前房深度、眼压、术前散光大小等个体化差异有关。SIA_{cornea} 的稳定与术者操作熟练程度相关，飞秒激光切口的 SIA_{cornea} 轴向更稳定。想要精准控制手术结果，SIA_{cornea} 是白内障术前规划中不可或缺的一部分，要对 SIA_{cornea} 精准规划，尽可能减少白内障术后的屈光误差。

第二节　手 术 流 程

白内障超声乳化吸除联合 Toric IOL 植入术的步骤与常规白内障手术基本相同,不过,为了确保 Toric IOL 的散光矫正效果,需要在步骤细节上严格落实技术规范。主要手术步骤如下:

1. 沿术前标记的角膜切口方向制作透明角膜切口,尽量固定切口参数,稳定角膜切口的 SIA。

2. 前房注入黏弹剂充分填充前房。

3. 制作侧切口。

4. 连续、环形、居中撕囊,直径为 5.0～5.5mm,撕囊口要能完整覆盖 Toric IOL 的光学部边缘,以确保良好的旋转稳定性。

5. 水分离,水分层。

6. 对晶状体核进行劈核、乳化和吸除。吸除核壳。

7. I/A 吸除皮质。

8. 抛光后囊膜。

9. 注入黏弹剂。

10. 推注器植入 Toric IOL 于囊袋内。

11. 初步调整 Toric IOL 方向,使其方向标记与角膜标记相距约 10°～20°(图 6-2-1)。

12. I/A 充分吸除前房及囊袋内残留的黏弹剂,尤其是 Toric IOL 后方的黏弹剂。

13. 调整 Toric IOL 方向标记与角膜标记重合,确保脚襻充分展开(图 6-2-2)。轻压光学部使 Toric IOL 尽量贴附后囊膜,并避免撕囊口边缘夹持人工晶状体。

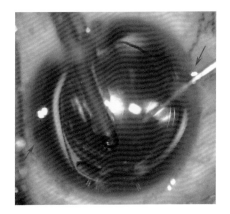

图 6-2-1　初步调整 Toric IOL 方向
蓝紫色箭头指示角膜标记方向。

14. 水密角膜切口,保持前房稳定,检测眼压,再次确认 Toric IOL 位置。

15. 碘伏冲洗结膜囊,取出开睑器,术毕再次确认 Toric IOL 位置。

为了避免黏弹剂影响 Toric IOL 位置,可采用笔者发明的无黏弹剂人工晶状体手术方法,即在上述步骤 9 时不注入黏弹剂,而是从侧切口置入专利灌注器以平衡盐溶液(而非黏弹剂)来维持前房,用推注器植入 Toric IOL

（图 6-2-3），直接跳到步骤 13。此时 Toric IOL 与后囊之间无黏弹剂，可以用 I/A 头（熟练者可直接用专利灌注器）将 Toric IOL 一步到位地直接调到预设位置，使其方向标记与角膜标记方向重合。可见，无黏弹剂 Toric IOL 手术可以简化手术步骤，且杜绝因黏弹剂残留导致 Toric IOL 偏位等相关并发症的发生，手术更安全。

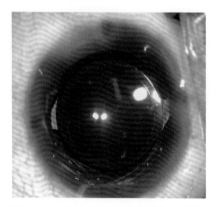 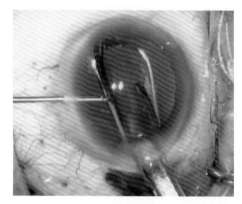

图 6-2-2　Toric IOL 轴向标记与角膜标记方向重合

图 6-2-3　用无黏弹剂人工晶状体手术方法植入 Toric IOL
使用专利灌注器维持前房，无须使用黏弹剂，用推注器植入 Toric IOL 后，将 Toric IOL 一步到位地直接调到预设位置。

第七章

术后管理

第一节　术后随访方案

Toric IOL 植入术后用药和随访频率与常规白内障手术相同。术后用药的主要目的在于：控制炎症反应、预防感染、保护眼表。术后随访时间一般为1日、1周、1个月、3个月和6个月。随访时应关注患者术后的裸眼视力、残余散光、Toric IOL 的轴位和倾斜、偏心程度，以及角膜曲率等。对术后屈光意外应及时发现、分析和处理。

术后随访的间隔病史主要包括有无新的症状，患者对视功能状态的自我评价。随访检查包括远视力、近视力、医学验光、眼压、裂隙灯显微镜检查、Toric IOL 位置、眼底。对患者或其护理者进行相关宣教，提出处理的计划等。

Toric IOL 植入术后第一日的随访非常重要。患者应在术后 24 小时内检查，以早期发现和治疗并发症，如感染、切口渗漏、眼压升高等。对角膜无明显水肿的患者，进行医学验光，初步判断散光矫正效果。再次对患者强调术后早期应避免剧烈运动，以防 Toric IOL 发生旋转，直至复查确认 Toric IOL 已与囊袋稳定贴附。

术后 1 周，绝大多数患者眼部情况已相对稳定，且角膜透明度已恢复至术前水平，应对患者进行详细的术后评估，（如果患者出现并发症，则复查时间应更早）。复诊时，应仔细检查眼部结构、眼压、屈光状态。医学验光可了解术眼屈光不正、残余散光和指导今后配镜，并为后续对侧眼植入人工晶状体的选择提供参考。

注意检查记录 Toric IOL 的位置。Toric IOL 光学面后表面与囊袋一般在术后 2 周左右贴附。如果因 Toric IOL 的位置异常需要手术调位或置换，建议在术后 2 周内及时手术。这就要求医师在 1 周左右要明确患者的屈光状态和IOL 位置，便于对发生屈光意外的患者及时设计和实施二次手术。

术后 1 个月,手术切口基本愈合,Toric IOL 和后囊膜贴附紧密,术眼屈光状态已趋于稳定,可指导患者停药,检查记录屈光状态和 Toric IOL 位置。

术后 3 个月,术眼已完全恢复,Toric IOL 在眼内的相对位置已稳定,屈光状态持续稳定。术眼本次随访的屈光状态为最终结局。对有需求的患者提供准确的配镜处方,便于视远或视近。还需检查角膜曲率和 Toric IOL 位置及轴向。散瞳检查撕囊口的相对大小和增殖情况,及早发现前囊口皱缩、IOL 倾斜等并发症。本次随访数据可用于散光矫正效果分析和计算术者的角膜切口术源性散光。

第二节 残余散光误差及其处理

残余散光误差是指手术规划的预测术后残余散光与实际术后残余散光两者的矢量差。其主要原因包括:术前眼生物测量误差、术前计算误差、角膜后表面散光未考虑、角膜后表面散光异常、轴向标记误差、Toric IOL 位置术中误差(轴向对准误差、IOL 平面靠前或靠后)、Toric IOL 术后旋转偏位、个体的角膜切口术源性散光异常等。以上原因均可通过随访时详细的眼科检查和生物测量明确,针对原因及时进行处理可妥善解决残余散光误差的问题。

最常见的原因是 Toric IOL 在术后发生旋转偏位。Toric IOL 只有在正确的轴向时才能完全发挥其矫正作用。Toric IOL 在旋转偏移 0°～30° 时,平均每偏移 1° 便丧失约 3.3% 矫正散光能力;偏移 30° 则将完全丧失矫正散光能力;超过 30° 反而增加术后散光;当偏移 90° 时,即与目标轴向完全正交垂直,散光翻倍,达到术前散光的 200%(图 7-2-1,表 7-2-1)。

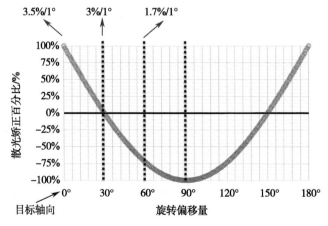

图 7-2-1 Toric IOL 旋转偏移量与散光矫正百分比

表7-2-1 Toric IOL旋转偏移量与散光矫正损失百分比

旋转偏移量	Toric IOL散光矫正损失的百分比
0°	0.00%
1°	3.49%
2°	6.98%
3°	10.47%
4°	13.95%
5°	17.43%
10°	34.73%
15°	51.76%
20°	68.40%
25°	84.52%
30°	100.00%
45°	141.42%
60°	173.21%
75°	193.19%
90°	200.00%

　　需要注意的是，Toric IOL的旋转偏移量在不同范围内对散光矫正的影响是不同且不均等的（而非3.3%/1°的匀速变化），散光矫正的损失呈正弦函数变化。如果当旋转偏移量为0时（即完全重合），散光百分百矫正；在这附近，每偏转1°，散光矫正损失量为3.5%/1°，损耗量最大；旋转达到30°时，Toric IOL的散光矫正贡献为零，Toric IOL的散光均用于改变散光方向，而非减少散光度数；此后便进入了反作用的阶段，每偏转1°，会进一步增加散光，此时的散光矫正损失量为3%/1°，损耗量中等；到了偏转60°时，散光矫正损失量为1.7%/1°，损耗量较小；到了偏转90°时，即散光轴向与计划的轴向完全正交，整个散光度数会翻倍。

　　总的来说，当Toric IOL轴向偏转发生在目标轴向附近的时候，每一度的偏移量引起的损失会大一些，而到后面，每一度偏移量的损失会小一些。因此，明显偏离目标轴向固然不可取，而小度数的轴向偏离也不可取，因为越靠近目标轴向，精准的目标轴向定位就越显重要。

　　为了预防Toric IOL发生旋转偏位，术前应准确标记角膜位置；术中严格按照技术规范仔细操作，确保Toric IOL位于预设位置。另外，根据材料和设计，选择旋转稳定性可靠的Toric IOL。少量残余散光（<0.75D）对患者可能影响不大。若残余散光误差明显，需要及时分析（详见第八章第二节）与处理。

残余散光过大的处理包括：Toric IOL 调位术、人工晶状体置换术、散光性角膜切开术、激光角膜屈光手术、眼镜矫正等。处理策略详见图 7-2-2。

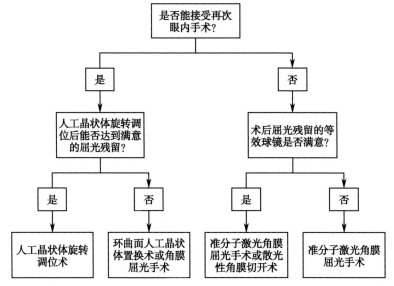

图 7-2-2　残余散光过大的处理策略

如果患者对目前的矫正效果满意，则无须进行医疗干预，记录分析结果，建立完善的医疗档案，定期随访。

如果患者对术后的视觉质量不满意，医师需要规划进一步的医疗干预，以减少残余散光。如果患者愿意配戴框架眼镜或角膜接触镜，且排斥进一步的手术处理，则建议通过验光配镜来矫正残余散光。

一旦发现 Toric IOL 发生了较大程度的旋转，造成术后残余散光过大，如果患者坚持脱镜，可优先考虑及时行 Toric IOL 调位术。因为手术风险相对可控，无须使用额外的人工晶状体，且费用相对较低。为了确保 Toric IOL 旋转调位术的效果，在术前需明确以下三个问题：

①旋转调位能否减少至少 0.5D 的散光？

②患者的术后散光能否降低到 0.75D 以下？

③目前的等效球镜度数是否理想？

如果上述三个问题的回答均为"是"（详见第八章第二节），则建议行 Toric IOL 旋转调位术。由于 Toric IOL 光学部后表面与囊袋在术后 2 周左右贴附，故最好在术后 2 周内进行调位。调位术前要重视精准标记方向，术中要确认 Toric IOL 在囊袋内完全游离后再进行调位。必要时可考虑采用无黏弹剂 IOL 手术方法（图 7-2-3）。

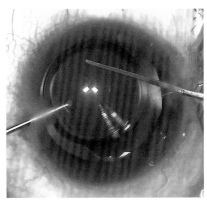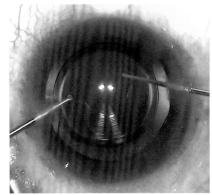

图 7-2-3　用无黏弹剂 IOL 手术方法行 Toric IOL 旋转调位术

使用专利灌注器维持前房，无须使用黏弹剂，用专利调位器（熟练者可直接用灌注器）旋转调位 Toric IOL 到预设方向。左图：手术开始时，可见 Toric IOL 轴向明显旋转偏位；右图：将 Toric IOL 轴向朝着角膜标记方向调整。

第 八 章

散光矫正效果的分析

对于 Toric IOL 的散光矫正效果评估，根据分析对象的不同分为两类：单一个体分析、患者群体分析。通过严谨的评估规范，单一个体的手术效果评估能让医师及时发现个别患者术后效果出现偏差的原因，并在必要时进行相应的医疗干预。患者群体的手术效果评估能让医师以循证医学的立场，从更宏观的角度了解总体的治疗效果，指导临床决策。本章将介绍上述两类手术效果分析方法。

第一节　专业术语介绍

在介绍方法学之前，先简要介绍涉及的医学术语。

视力相关的医学术语包括：

◆ 裸眼远视力（uncorrected distance visual acuity，UDVA）；

◆ 矫正远视力（corrected distance visual acuity，CDVA）。

散光矫正相关的医学术语（名称及缩写见表 8-1-1）包括：

◆ 目标散光改变矢量（target induced astigmatism vector，TIA）：在手术设计时预估的将由手术引起改变的散光矢量。计算式为：TIA= 术后预期残余散光 – 术前角膜散光。TIA 主要由手术切口引起的角膜散光改变量和 Toric IOL 所决定。

◆ 术源性散光矢量（surgically induced astigmatism vector，SIA）：为手术实际引入的散光矢量。为防止与"手术切口的术源性散光"混淆，本书中提到的 SIA 若无前或后缀均指的是"术源性散光矢量"，"手术切口散光"不直接使用缩写 SIA。

◆ 误差幅度（magnitude of error，ME）：为 SIA 与 TIA 的散光度数的差值。计算式为：ME=SIA–TIA。正值表示过矫，负值表示欠矫。ME

越接近零，预估量与实际量的散光度数差异越小。该指标仅考虑了散光度数的误差，而未考虑散光轴向。

◆ 误差角度（angle of error，AE）：为 SIA 与 TIA 的散光轴向的差值。正值表示 SIA 在 TIA 的逆时针方向，负值表示 SIA 在 TIA 的顺时针方向。AE 越接近零，则预估量和实际量的散光轴向差异越小。该指标仅考虑了散光的轴向，而未考虑散光度数。

◆ 差异矢量（difference vector，DV）：为 TIA 与 SIA 两个矢量的矢量差，代表矢量中还未被矫正的部分。计算式为："$\overrightarrow{DV} = \overrightarrow{TIA} - \overrightarrow{SIA}$"（矢量相减）。该指标同时考虑了散光的度数和轴向，是散光分析中较为重要的指标。

◆ 矫正指数（correction index，CI）：衡量手术矫正散光准确性的指标。计算式为：CI=SIA/TIA。CI 越接近 1，表示 SIA 与 TIA 越接近，大于 1 表示过矫，小于 1 表示欠矫。该指标仅考虑了散光度数，并未考虑散光的轴向。

◆ 成功指数（index of success，IS）：衡量手术矫正散光成功程度的指标。计算式为：IS=DV/TIA。IS 越接近零，成功程度越高。

表 8-1-1　散光矫正相关的医学术语名称及缩写

中文名称	英文名称	缩写
目标散光改变矢量	target induced astigmatism vector	TIA
术源性散光矢量	surgically induced astigmatism vector	SIA
误差幅度	magnitude of error	ME
误差角度	angle of error	AE
差异矢量	difference vector	DV
矫正指数	correction index	CI
成功指数	index of success	IS

第二节　个体的散光矫正效果分析

Toric IOL 植入术后的散光矫正效果分析十分重要。在术后随访时，需要检查患者的 UDVA、CDVA、屈光状态、残余散光度数、角膜曲率等。同时需要检查 Toric IOL 的轴向、有效透镜位置，以及偏心和倾斜程度等。其中，裸眼远视力（针对屈光预留以看远为主的患者）是医师最关注的结果。当裸眼远视力不佳时，医师需要明确其原因，并尽可能地解决这些原因，提高患者的裸眼视力。

患者的术后散光小于 0.75D，且等效球镜度在预留目标的 ±0.5D 之内，是较为理想的矫正效果。排除了等效球镜偏差、屈光介质混浊、眼底及视路相关的疾病，Toric IOL 植入术后裸眼视力差的最主要原因是残余散光误差（详见第七章第二节），本节主要介绍散光矫正效果的分析、残余散光的分析。医师对矫正效果理想的患者也可进行分析，明确术后的全眼屈光成分、手术切口的 SIA 等信息。

在进行分析之前，需要明确患者的术后验光结果（全眼散光）、角膜散光、Toric IOL 轴向、前房深度等信息。

一、术后 Toric IOL 轴向的检测

Toric IOL 植入术后如果用裂隙灯窄光带旋转定位轴向，由于 Toric IOL 的方向标记在光学部的周边区域，需要对患者散瞳至能观察到 Toric IOL 的方向标记（图 8-2-1）。按照与术前定位与标记时相似的方法，来回确定双眼瞳孔中心位于同一水平位，调整细光带的同时对准 Toric IOL 光学区两侧的轴向标记，读取裂隙灯上的光带角度，即为当下 Toric IOL 的实际方向。

为获得更精确的 Toric IOL 方向，可在散瞳后进行眼前节拍照，后期利用计算软件进行精确的方向测量，可精确至小数点后 1 位。

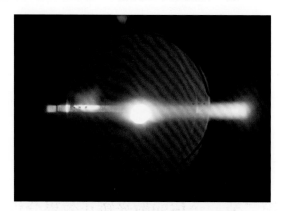

图 8-2-1 Toric IOL 植入术后方向检测
将图中水平光带旋转调至与 Toric IOL 的方向标记一致。

也可用具有测量眼内散光功能的像差分析仪器（如 iTrace、OPD-Scan）客观定位术后 Toric IOL 的方向。此类仪器能够甄别角膜和眼内屈光系统的像差，故能够直接客观确定 Toric IOL 的轴向，并不需要对患者进行散瞳（图 8-2-2）。

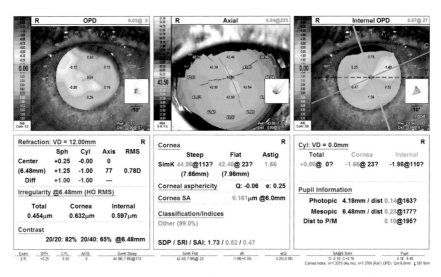

图 8-2-2　OPD-Scan 测量全眼散光及眼内的 Toric IOL 轴向

二、Toric IOL 术后评估计算器及其使用

目前较成熟的 Toric IOL 术后评估计算器主要有：

1. Barrett 处方 - 结局分析器（Barrett Rx Formula-Outcome Analysis，以下简称 Barrett 分析器，图 8-2-3），由亚太白内障屈光手术医师协会（Asia-Pacific Association of Cataract and Refractive Surgeons，APACRS）提供；

2. Toric 结果分析器（Toric Results Analyzer），由 Berdahl 和 Hardten 博士创建。

Barrett 分析器需要输入的参数有：植入的 Toric IOL 的参数（型号、等效球镜、散光度数、散光轴向），术后主觉验光结果，术前及术后的角膜曲率（包括平坦 K 和陡峭 K），以及眼轴、前房深度、目标等效球镜、切口术源性散光及切口位置。经过综合分析，分析器将给出以下结果：

①角膜切口 SIA、当前 Toric IOL 在角膜平面的散光度数；

②若需 IOL 置换术，推荐 Toric IOL 的散光度数、轴向，以及预测术后残余散光；

③若需 IOL 调位，推荐 Toric IOL 旋转调位角度，以及预测术后残余散光；

④若需 piggyback IOL 植入术，推荐 piggyback IOL 球镜度数、散光度数及轴向，以及预测术后残余散光。

例如某患者，术前角膜散光为 +3.00D@90°，术后角膜散光为 +2.80D@87°，预测残余散光为 0.04D@87°，实际残余散光为 0.25D@90°。将参数输入 Barrett 分析器后，获得分析结果如图 8-2-4 所示：

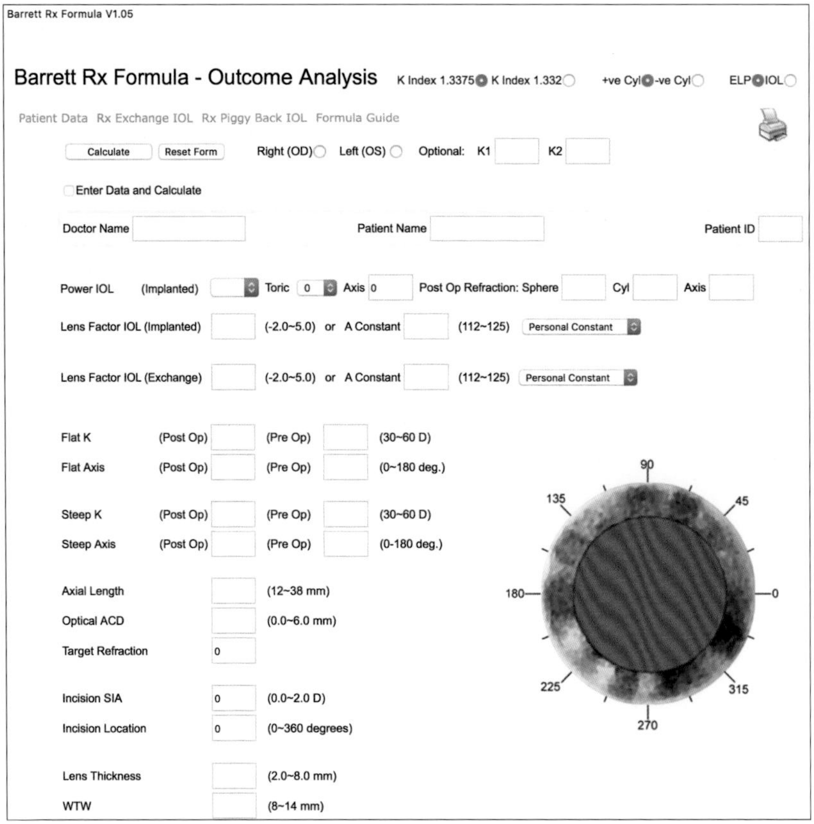

图 8-2-3　Barrett 处方 - 结局分析器

切口术源性散光 $=2.80D@87°-3.00D@90°=0.36D@27°$

$TIA=0.04D@87°-3.00D@90°=2.96D@180°$

$SIA=0.25D@90°-3.00D@90°=2.75D@180°$

$DV=2.96D@180°-2.75D@180°=0.21D@180°$

$CI=2.75/2.96=0.93$

$IS=0.21/2.96=0.07$

由此可见，术后残余散光低，DV 值较小，SIA 与 TIA 接近，CI 值高，IS 值低，本次手术的散光矫正效果良好。分析结果图也显示 Toric IOL 的轴向和度数均无须调整。

然而，并非所有的患者都能取得理想的矫正效果，个别患者可能存在较大的残余散光，对此要进一步确定残余散光究竟是由 IOL 轴向与预期轴向偏差引起，还是术前散光测量误差、手术标记误差或其他意料之外的术源性散光所导致。

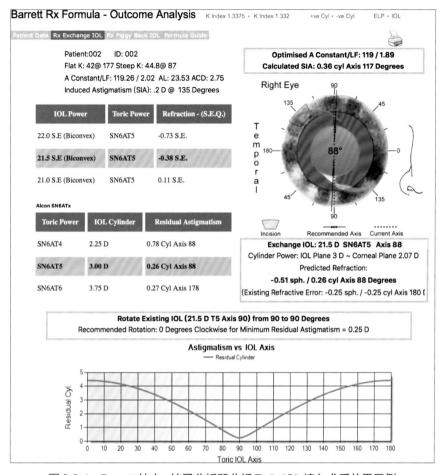

图 8-2-4　Barrett 处方 - 结局分析器分析 Toric IOL 植入术后效果示例

　　如图 8-2-5 所示，某患者角膜散光为 +3.0D@90°。根据计算结果，需植入 +21.5D 的 SN6AT5 人工晶状体（晶状体平面 3.0D，角膜平面 2.07D），且对准 87° 子午线，预测术后残余屈光不正为 −0.30DS/+0.04DC×177。由于术后 Toric IOL 发生旋转，目前的轴向为 102°，残余屈光不正为 +0.25DS/−1.0DC×150，术后角膜散光为 +2.80D@87°。

　　由于术后残余散光大于 0.75D 且为斜轴散光，患者的术后裸眼视力并不理想。将术后参数输入 Barrett 分析器后，获得图 8-2-6 所示的结果：理想的 Toric IOL 方向为 87°，与目前的方向偏差 12°，建议顺时针旋转 12°，使残余散光降低至 0.32D。Toric IOL 旋转调位术后的预测残余屈光不正为 −0.41DS/+0.32DC×87。旋转调位能够减少 0.69D 的散光，术后散光降至 0.32D，较为理想，建议行 Toric IOL 旋转调位术。

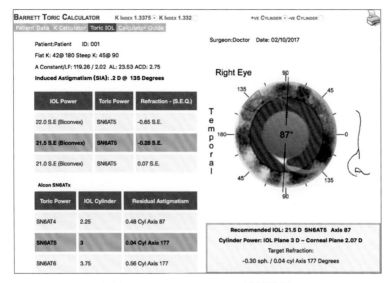

图 8-2-5　Barrett Toric IOL 计算结果

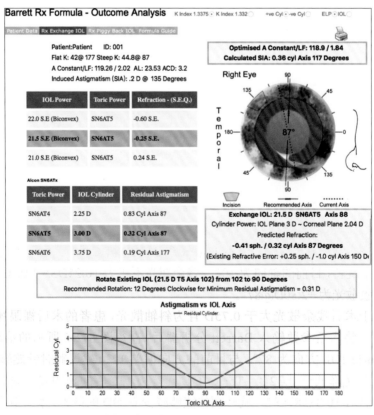

图 8-2-6　Barrett 处方 - 结局分析器分析 Toric IOL 旋转调位术参数示例

如果 Toric IOL 旋转调位术的预期残余散光并不理想,建议行人工晶状体置换术或 piggyback IOL 植入术。如图 8-2-7 所示,患者的术后屈光不正为 +0.25DS/−1.0DC×10°,Toric IOL 的轴向没有问题,即使旋转 3° 也只能将散光降低到 0.94D。单纯行 Toric IOL 调位并不能有效降低散光。计算器分析结果显示,可置换成 T6 或者 T7 的 Toric IOL,使得术后散光降低至 0.41D 或 0.10D(图 8-2-7)。

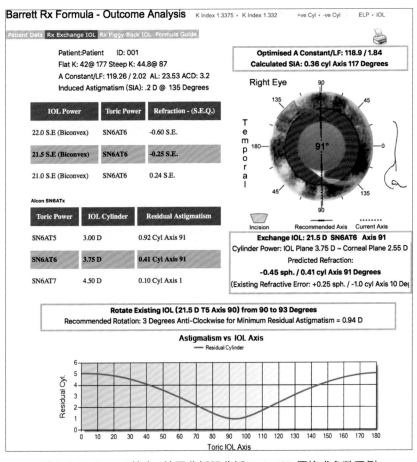

图 8-2-7　Barrett 处方 - 结局分析器分析 Toric IOL 置换术参数示例

如果患者的囊袋已经与 Toric IOL 粘连而无法分离,不建议行 Toric IOL 旋转调位术或人工晶状体置换术,此时可考虑选择 piggyback IOL 植入术,散光性角膜切开术(astigmatic keratotomy,AK),或激光角膜屈光手术。例如上例患者可植入 1.5DC 柱镜的 piggyback IOL(图 8-2-8),使术后散光降低至 0.10D。

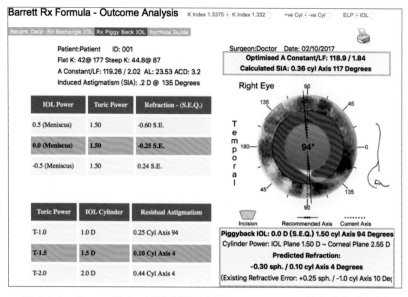

图 8-2-8　Barrett 处方 - 结局分析器分析 piggyback IOL 植入术参数示例

第三节　群体的散光矫正效果分析

群体的散光矫正效果评估体系是否成熟关键是看能否将病案信息最大限度地利用起来。如果 Toric IOL 矫正散光的效果能在同一个分析平台上进行,不同手术医师、研究者的结果可以相对直接进行比较,就能最大程度地利用临床数据,帮助临床决策。

2000 年,George O. Waring Ⅲ 与《屈光手术杂志》(*Journal of Refractive Surgery*)和《白内障与屈光手术杂志》(*Journal of Cataract and Refractive Surgery*)合作,发表了《屈光手术分析的标准六联图》,提供的六个图表能够简洁明了地展示屈光手术的矫正效果,覆盖手术的准确性、有效性、安全性和稳定性的评估。之后,上述两部杂志和《角膜杂志》(*Cornea*)发表声明,在这些杂志发表的评价屈光手术效果的论著,均需采用标准六联图阐述。经过不断的发展,标准六联图已经扩展成标准九联图,并附加针对散光分析的单倍角极坐标四联图,更侧重于散光矫正相关的分析。

一、标准九联图分析

如图 8-3-1 所示,标准九联图以 3×3 的形式(图 8-3-1A～I)展现,1～3 行分别对应视力(图 8-3-1A～C)、等效球镜(图 8-3-1D～F)、散光(图 8-3-1G～I)。

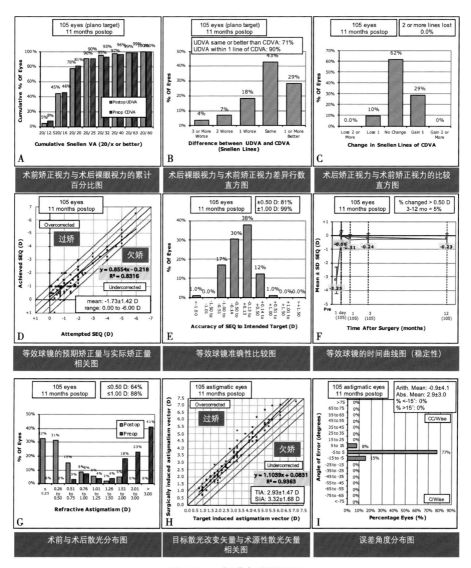

图 8-3-1 标准九联图展示

（一）视力

1. 术前 CDVA 与术后 UDVA 的累计百分比直方图（图 8-3-1A） 能够直观呈现术后视力，与术前矫正远视力进行比较，可直观地显示术后裸眼远视力是否显著优于术前矫正远视力。若分析对象为无白内障人群，例如行角膜屈光手术或 ICL 植入术，两者的累计百分比差距不大；若分析对象为白内障人群，由于术前视力下降主要由白内障引起，术后裸眼远视力的累计百分比一般会显著优于术前矫正远视力。

2. 术后 UDVA 与术前 CDVA 的差异行数直方图（图 8-3-1B）　横坐标为术后 UDVA 与术前 CDVA 的 Snellen 视力表视力的差值，纵坐标为对应的占比。该参数代表了屈光手术的真正目标，尤其是从患者的角度来看：使术后裸眼视力达到与术前矫正视力一样好或更好的视力。本图能够直观呈现术后裸眼视力是否达到术前矫正视力的水平，甚或更好，主要用于评价手术的安全性及有效性。与术前 CDVA 相同或更好的占比越高，说明手术的安全性越好；比术前 CDVA 差 1 行 Snellen 视标为正常可接受的波动或变异，但差 2 行及以上 Snellen 视标的占比需要引起高度重视。

需要注意的是，因图中并未标注"术前"CDVA，部分人会误认为此图是术后 UDVA 与 CDVA 的比较图，这是错误的，因为不大可能出现术后 UDVA 比 CDVA 更好的情况，原文作者在发表的文章中已强调了这一点。

3. 术后 CDVA 与术前 CDVA 的比较直方图（图 8-3-1C）　比较术前与术后的矫正远视力，以 Snellen 视力表的行数为主要评估指标。这幅图主要用于评价手术的安全性。因为在临床上，临床医师经常碰到这样的问题：当患者的术后裸眼视力不太理想的时候，能否通过配戴眼镜获得较好的视力？且该矫正视力是否与术前一样或者比术前更好？这幅图就能直观地解答上述问题。与术前矫正远视力一样或更好的比例越高，表示手术的安全性越高；反之，手术的安全性越差。该图以丢失 2 行 Snellen 视力表视标作为下限，达到或超出这个范围，提示手术的安全性差。

（二）等效球镜

1. 等效球镜的预期矫正量与实际矫正量相关图（图 8-3-1D）　本图的横坐标与纵坐标分别为预期矫正等效球镜量与实际矫正等效球镜量，主要用于评估手术的准确性。图中可见四组线条：

● 蓝色直线为 $Y=X$，表明预期矫正等效球镜等于实际矫正等效球镜；在这条线上方的点表明实际矫正等效球镜>预期矫正等效球镜，存在过矫；下方的点表明实际矫正等效球镜<预期矫正等效球镜，存在欠矫。

● 绿色直线为蓝色直线 ±0.5D 的上下界。一般认为屈光手术的误差在 ±0.5D 之内是可接受的。因此，越多的点落在这个范围内，说明手术的准确性越高。

● 红色直线为蓝色直线 ±1.0D 的上下界，为警戒线。超出这个边界，说明该手术的偏差过大。超出红色线的散点越多，说明手术的准确性越差。

● 黑色直线为所有散点图的回归线，左上角为回归公式。当回归公式和"$Y=X$"直线越接近，且 R^2 越大，说明手术的准确性越好；反之，手术的准确性越差。此外，可根据回归线与"$Y=X$"直线的交叉情况，分析过矫和欠矫是否与预期矫正等效球镜有关。如图 8-3-1D 所示，回归线方程为 $y=0.855\,4x-0.218$，由于斜率低于 1，在交叉点之前，实际矫正等效球镜>预期矫正等效球镜，存在过矫，在交叉点之后，实际矫正等效球镜<预期矫正等效球镜，存在欠矫。不同研究还可以就回归线的斜率和截距进行横向对比，能够最大程度地把医师自己的临床数据利用起来，与已发表的文献进行比较。

- 等效球镜准确性比较图（图 8-3-1E）　由于屈光手术的预留等效球镜不一定为零，例如部分医师对屈光性白内障手术的等效球镜预留为 −0.25～−0.50D。因此，比较实际矫正等效球镜与预期矫正等效球镜的差值比单纯罗列术后实际等效球镜更有意义。本图作为图 8-3-1D 的补充，横轴为实际矫正等效球镜与预期矫正等效球镜的差值，纵轴为不同差值的百分比。差值为 −0.13～+0.13D 的百分数越高，手术的准确性越高；而当两侧较大偏差的百分比越高，手术的准确性越差。当手术的总体偏差不存在过矫或者欠矫的时候，整个条形的分布是以 −0.13～+0.13D 为中心的正态分布；而当存在总体趋势过矫或欠矫的时候会出现右偏态（过矫）或左偏态（欠矫）分布。

- 等效球镜的时间曲线图（图 8-3-1F）　展示术前及术后各时间点（1 个月、3 个月、12 个月）等效球镜的变化，能够直观地显示术后等效球镜的稳定性，以体现手术稳定性。由于屈光手术一般在术后 3 个月趋于稳定，故该图在上方的汇总框内，显示了术后 3～12 个月等效球镜改变量超过 0.5D 的百分比，能进一步展示手术的稳定性。若术后等效球镜在长时间内持续维持在零附近，且等效球镜改变量超过 0.5D 的百分比较低，说明手术效果好且稳定性高；反之，手术的稳定性不理想。

（三）散光部分

因为散光涵盖了度数和方向，所以散光的分析颇为复杂。为何散光矫正并未达到刚好全矫的效果，原因有很多，可能是散光度数矫正误差，也可能是散光轴向矫正误差，或者两者兼而有之。

当涉及群体的散光矫正效果分析时，临床工作者要从更大的视角来看待这个问题。大家通常会有以下三个疑问：

- 手术的准确性如何？预期矫正量被高估了还是低估了？高估或者低估的情况与 TIA 相关吗？

- 是否存在恒定的旋转误差？术源性散光矢量和目标散光矢量相比，是否存在恒定的顺时针或逆时针的偏差？

- 散光矫正误差在各种类型的散光（顺规散光、斜轴散光、逆规散光）矫正中是否有差异？

九宫格图 8-3-1 中的图 G～I 和单倍角极坐标图是专门为散光分析设计

的，能够直观地解答上述三个问题。下面将介绍每幅图的功能和细节。

1. 散光分布图（图 8-3-1G） 该图为术前与术后的散光分布图。如图 8-3-1-G 所示，红色为术前散光的分布，蓝色为术后残余散光的分布，能够直观地展示术前和术后的散光总体概况。左侧低散光的条形增高，右侧高散光的条形降低，表明该手术的散光矫正效果好。如图中所示，术后散光与术前散光相比，低散光眼的占比显著升高，高散光眼的占比显著降低。手术矫正效果好。

2. 目标散光改变矢量 vs. 术源性散光矢量图（图 8-3-1H） 该图主要用于评估手术矫正散光的准确性。通过散点分布、回归方程、回归线位置等各项信息，可以解释上述的第一个问题（手术的准确性如何？目标引入量被高估了还是低估了？高估或者低估的情况与 TIA 相关吗？）。

图中可见四组线条：

● 蓝色直线为 $Y=X$，表明目标散光改变矢量等于术源性散光矢量；在这条线上方的点表明术源性散光矢量>目标散光改变矢量，存在过矫；下方的点表明术源性散光矢量<目标散光改变矢量，存在欠矫。

● 绿色直线为蓝色直线 ±0.5D 的上下界。一般认为屈光手术的误差在 ±0.5D 之内是可接受的，因此，越多的点落在这个范围内，说明手术的准确性越高。

● 红色直线为蓝色直线 ±1.0D 的上下界，为警戒线。超出这个边界，说明该例手术的偏差过大。超出红色线的散点越多，说明手术的准确性越差。

● 黑色直线为所有散点图的回归线，左上角为回归公式。当回归公式和"$Y=X$"直线越接近，且 R^2 越大，散点的离散趋势越小，说明手术的准确性、可预测性越好；反之，手术的准确性、可预测性越差。此外，可根据回归线与"$Y=X$"直线的交叉情况，分析过矫和欠矫是否和目标散光改变矢量有关。如图 8-3-1H 所示，回归线方程为 $y=1.039x+0.083\,1$，由于斜率>1，且截距大于 0，故回归线始终高于"$Y=X$"线，术源性散光矢量>目标散光改变矢量。因此，在整个散光范围内存在总体过矫的趋势，且过矫程度随着目标散光改变矢量增大而增大。

3. 误差角度分布图（图 8-3-1I） 该图主要用于评估手术矫正散光方向的准确性。通过对误差角度分布的分析，可以解释上述的第二个问题（是否存在恒定的旋转误差？）。误差的角度为 SIA 与 TIA 的轴向的差值，负值代表 SIA 较 TIA 为顺时针的旋转误差，正值代表 SIA 较 TIA 为逆时针的旋转误差。±5°以内的轴向差占比越高，说明轴向误差越小；反之，大轴向误差的占比越高，说明轴向误差越大。当轴向的总体偏差不存在顺时针或者逆时针偏移的时候，整个条形的分布是以 ±5° 为中心的正态分布；而当存在总体顺时针或者逆时针偏移的时候会出现偏态分布。

上述的标准九联图均无须自行作图，杂志已提供了模板表格供临床工作者免费下载使用。

二、散光单倍角极坐标图

散光单倍角极坐标图由四幅单图组成（图 8-3-2）。极坐标范围为 0°～180°，每个半圆环代表相应的矢量值。

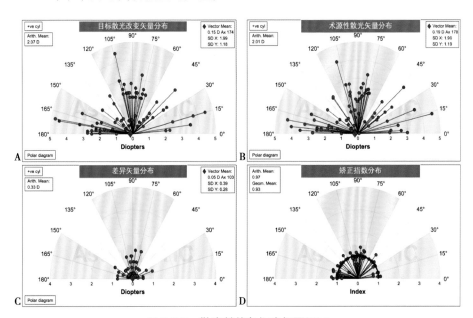

图 8-3-2　散光单倍角极坐标图展示

单倍角极坐标图的好处是：

①易于阅读，读者无须具备额外的光学知识即可理解该图；

②在单倍角极坐标图中的方位逻辑和角膜方向标记的方位逻辑是一致的，数据点可直接用于临床工作和研究。

但是，单倍角极坐标图和双倍角极坐标图存在些许差异，在阅读和分析此类图表时，需注意以下两个问题：

①单倍角极坐标图无法展示标准差椭圆（而双倍角极坐标图可以），图中需提供 X 和 Y 的标准差，以供对比；

②由于 180° 和 0° 方向本身是一致的，但是在单倍角极坐标图中处于两个对立的方向（而在双倍角极坐标图中是处于一个方向）。

图中也提供了半透明颜色模块，以提示读者相同颜色区域内的矢量方向是同一类的。如图中所示，红色为顺规散光，白色为斜轴散光，蓝色为逆规散光。需要注意的是，在 TIA 和 SIA 图中，红色区域表明 TIA 或 SIA 为顺规散光，说明患者多为逆规散光，同理，蓝色区域的患者多为顺规散光，而白色区域仍然为斜轴散光。

1. TIA 分布图（图 8-3-2A） 可直观地展示患者的 TIA 分布情况。红色方格表示所有 TIA 的矢量平均，并在右上方的汇总框内显示了具体的矢量平均向量，以及 X 和 Y 的标准差。左上方的汇总框内显示了 TIA 的算术平均值。

2. SIA 分布图（图 8-3-2B） 直观地展示患者的 SIA 分布情况，可以与左侧的 TIA 图进行对比。同样，以红色方格表示矢量平均，右上方的汇总框内显示具体的矢量平均向量，以及 X 和 Y 的标准差。左上方的汇总框内显示了 SIA 的算术平均值。

3. DV 分布图（图 8-3-2C） DV 能够兼顾散光矫正的度数和方向误差。本图能直观地展示患者的散光矫正的误差分布、偏差趋势。红色的矢量平均向量能够提示总体的偏差。矢量平均向量越接近中心点，则总体偏差越小；越远离中心点，则总体偏差越大。算术平均值体现了 DV 的绝对值大小，当算术平均值越大，散点越远离中心点，越分散，则散光矫正的误差越大；当算术平均值越小，散点越聚集于中心点，越集中，则散光矫正越精确。本图例可见，总体偏差为 0.05D@103°，说明总体偏差非常小，不存在偏向顺规散光或逆规散光的系统偏差。散点较集中，大部分在 0.5D、1.0D 之内，说明散光矫正效果较好。

4. CI 系数分布图（图 8-3-2D）该图可直观显示患者的散光 是否存在欠矫或过矫。同时，可看出欠矫或过矫情况在不同散光类型间是否存在差异。左上角的信息框内为平均 CI 值，包括算术平均值和几何平均值。如图例所示，算术平均 CI 值为 0.97，总体不存在显著的过矫或欠矫，且 CI 值在各个色块（即各种散光类型）中不存在明显的欠矫或者过矫，说明散光矫正的准确性不受散光类型影响，各类型散光均能精确矫正。

三、针对白内障手术的简化分析

白内障手术摘除了自身晶状体，故术前的屈光状态、裸眼远视力的参考意义不如角膜屈光手术（LASIK、SMILE 等）或 ICL 植入术大。白内障手术的主要目的是提高晶状体混浊相关的 CDVA 和 UDVA 下降，因此，比较手术前后的 CDVA、UDVA 仍十分重要。但是，这种比较受到晶状体混浊程度的影响,并不能完全地体现手术屈光部分的有效性和安全性。因此,2017年,JCRS 和 JRS 杂志与眼科专家合作制定了规范的晶状体相关的屈光手术结果的标准报告,选择性地将标准九联图简化成四联图(图 8-3-3),主要去除了术前屈光状态、术前 CDVA、UDVA 等指标相关的图。之后,多种出版物对屈光性白内障手术的效果评估作出统一规范,需按照最新版的四联图描述、分析和汇报。

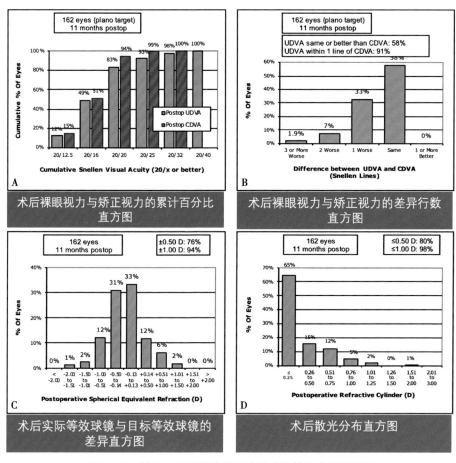

图 8-3-3　基于人工晶状体的屈光手术的简化分析图展示

有效性评价(标准图 A,图 8-3-3A)术后 CDVA 与 UDVA 的累计百分比直方图。原来九联图中的图 A(术前 CDVA 与术后 UDVA 的累计百分比图)改为术后 CDVA 与 UDVA 的累计百分比图(见图 8-3-3A)。对于非白内障患者而言,不管基于角膜还是基于晶状体的屈光手术,其术前 CDVA 与术后 UDVA 的对比是非常重要的。但是,在白内障病人群中,术前 CDVA 的参考意义较低，因为摘除混浊晶状体通常会显著改善视力，而与屈光矫正无关，术后 CDVA 与 UDVA 的对比显得更为重要。当同一个视力对应的 CDVA 与 UDVA 的百分比差异大，说明术后屈光不正较大，误差也较大（除了目标屈光为近视的患者）。

有效性评价（标准图 B，图 8-3-3B）术后 CDVA 与 UDVA 的差异行数直方图。由原来九联图中的图 B（术后 UDVA 与术前 CDVA 的差异行数直方图）改变而来，改变理由同标准图 A，在白内障人群中比较术前 CDVA 和术后 UDVA 是不合适的，使用术后 CDVA 更合适。

预测性评价（标准图 C，图 8-3-3C）相对于预期目标的术后残余等效球镜直方图。由原来九联图中的图 E 改变而来，需要注意的是，这里的术后等效球镜需要根据目标等效球镜进行调整，即术后实际等效球镜与目标等效球镜的差值。此图主要描述白内障术后残余等效球镜误差的分布，分布越集中趋于零，说明术后残余等效球镜误差越小，手术效果越准确。同时，此图也可以分析术后残余等效球镜误差总体是近视漂移还是远视漂移。

散光评价（标准图 D，图 8-3-3D）术后主觉验光散光分布直方图。由原来九联图中的图 G 改变而来，由于白内障的术前主觉验光不可靠，取消了术前散光的数据，仅展示术后残余散光。所有研究都需要此图来展示术后主觉验光散光的分布。低度散光的占比越高，散光矫正效果越好。

散光单倍角极坐标图仍然保留。非白内障的屈光手术仍可沿用之前的标准九联图进行分析和横向比较。白内障屈光手术的分析可在简化后的四联图基础上，根据研究侧重点，增加标准九联图中的部分图。

第 九 章

散光病例分析

本章为病例集萃，选择了部分有一定代表性的散光矫正病例。

病例 1　无法忽略的角膜后表面散光

病例简介：

患者男性，76 岁。双眼渐进性视物模糊 1 年。

VAsc：OD 0.25，OS 0.12，（小数记录法，注：本书所有视力采用小数记录法表示）。

主觉验光：OD −1.50/−0.50×125=0.30，OS −1.50/−0.50×75=0.30。

双眼结膜无充血，角膜透明，前房深，房水清，瞳孔圆，直径约 3mm，对光反射灵敏，晶状体混浊：右 C2N2P2，左 C2N2P2。双眼玻璃体轻度混浊，眼底隐见视盘界清，色淡红，C/D 约 0.5，视盘颞下方见萎缩弧，豹纹状眼底，黄斑中心凹反光未见，后极部视网膜平伏。

诊断：双眼年龄相关性白内障，双眼屈光不正。

计划入院行左眼白内障超声乳化吸除并人工晶状体植入术。术前检查详见图 9-1-1～图 9-1-4。

散光分析：

术前检查发现不同仪器甚至同一仪器（Pentacam）测量的角膜散光不尽相同。IOLMaster 测量（2.5mm 圆环）的模拟角膜散光为 +0.83D@160°；Pentacam 测量（15°圆环）的模拟角膜散光为 +0.8D@156.8°，而 4mm 圆环模式的全角膜散光为 +0.8D@139°。总体表现为中低度散光，轴向变异大，在逆规散光与斜轴散光两者之间波动。

Pentacam 轴向曲率图和全角膜屈光力图显示散光欠规则，不过总高阶像差尚可（0.115μm）。如果只看上述参数，会认为患者的角膜散光只有 0.8D，总高阶像差尚可，选择通过切口松解散光，甚至可以植入多焦点人工晶状体。

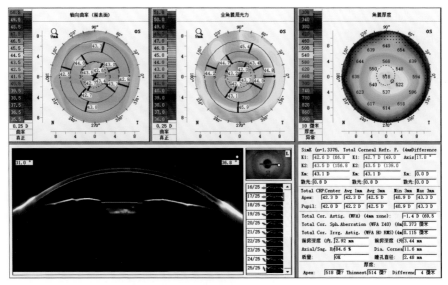

图 9-1-1 Pentacam 白内障术前信息图

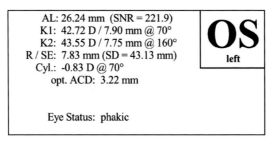

图 9-1-2 白内障术前 IOLMaster 检查结果

Apex Ring 模式								○区域 ○顶点 ○K1/K2 ⊙环 ○瞳孔 ⊙Km/Astig
直径环	1.0 mm	2.0 mm	3.0 mm	4.0 mm	5.0 mm	6.0 mm	7.0 mm	8.0 mm
前表面曲率 Km	42.9	42.9	43.0	43.1	43.2	43.2	43.1	42.6
Astig	1.5 (163.8°)	1.2 (159.8°)	0.8 (148.8°)	0.7 (131.1°)	0.7 (125.7°)	0.4 (108.5°)	0.6 (77.6°)	0.5 (64.6°)
Tot. Refr. Power	42.3	42.4	42.7	43.1	43.6	44.3	45.0	45.3
Astig	2.0 (164.6°)	1.6 (161.8°)	1.1 (154.0°)	0.8 (139.0°)	0.8 (132.2°)	0.5 (112.3°)	0.9 (77.9°)	1.1 (68.3°)

Apex Zone 模式								⊙区域 ○顶点 ○K1/K2 ○环 ○瞳孔 ⊙Km/Astig
区域直径	1.0 mm	2.0 mm	3.0 mm	4.0 mm	5.0 mm	6.0 mm	7.0 mm	8.0 mm
前表面曲率 Km	42.9	42.9	43.0	43.0	43.1	43.1	43.1	43.0
Astig	1.6 (164.4°)	1.4 (162.7°)	1.1 (159.2°)	0.9 (152.9°)	0.8 (145.5°)	0.6 (140.1°)	0.5 (132.0°)	0.3 (118.9°)
Tot. Refr. Power	42.3	42.3	42.5	42.6	42.9	43.2	43.6	44.0
Astig	1.9 (165.4°)	1.9 (163.9°)	1.5 (161.2°)	1.3 (156.6°)	1.0 (150.7°)	0.9 (146.0°)	0.6 (138.3°)	0.4 (121.8°)

图 9-1-3 白内障术前不同模式下 Pentacam 屈光力分布图

然而,该患者的 4mm 圆环处于角膜散光蝴蝶结形态的外缘,并不能完整反映中央区的全角膜散光。且基于角膜前表面的模拟角膜散光并不能真实反映全角膜逆规散光。进一步分析屈光力分布图(见图 9-1-3)可发现,圆环模式的模拟角膜散光由中间向外周递减,由 1mm 的 1.5D 降至 4mm 的 0.7D,由于受中央区域高散光的影响,模拟角膜散光在相同直径下(3mm)的区域模式(1.1D)要高于圆环模式(0.8D)。查看同等直径下的全角膜散光发现要高出模拟角膜散光约 0.4D,考虑这是由角膜后表面散光引起。

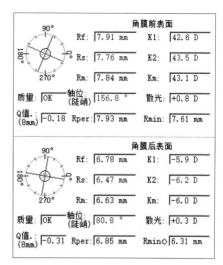

图 9-1-4　角膜前、后表面散光

以该患者 3mm 区域模式的模拟角膜散光为 +1.1D@159° 为例,角膜前表面散光为模拟角膜散光的 1.114 倍:+1.24D@159°。根据模拟角膜散光的假设前提,该散光假定角膜后表面散光的陡峭子午线也在 159°,为 −0.122D@159°。而由于角膜后表面的负向屈光作用,陡峭子午线在 159° 的后表面散光实际发挥顺规散光的作用,抵消了部分前表面散光,使得总体的散光值偏低。

然而,实际上该患者角膜后表面散光的陡峭子午线在 80°,与假设的角膜后表面散光几乎正交,为 −0.3D@80°,实际的后表面散光与假设的后表面散光的矢量差高达 0.43D,且实际的后表面散光为逆规散光,与前表面逆规散光为叠加作用。将 3mm 区域的角膜前、后表面散光进行矢量叠加,结果为 +1.53D@161°。Pentacam 显示该患者真实的 3mm 区域全角膜散光为 +1.5D@161°,与上述叠加结果相同。

综上所述,该患者的角膜散光出现由 0.8D 至 1.5D 不等的情况,是由于:
①受中央区域高散光影响,周边圆环模式的散光不能反映总体的角膜散光;
②模拟角膜散光假定的角膜后表面散光与实际角膜后表面散光差异较大,高达 0.4D。

上述两个原因发生误差累加效应,导致散光误差进一步加大。因此,该患者的角膜后表面散光无法被忽略。

人工晶状体优选:

根据患者的术前检查结果,该患者散光规则性尚可,存在中度的逆规散光,对术后视觉质量影响较大,考虑植入 Toric IOL。

将 IOLMaster 的模拟角膜散光（+0.83D@160°）和 Pentacam 的 3mm 区域模拟角膜散光（+1.1D@159°）代入 Barrett Toric IOL 计算器；将 3mm 区域全角膜散光（+1.5D@161°）代入 Alcon Holladay 1 散光计算器。计算结果见图 9-1-5～图 9-1-7，分别推荐 T3、T4、T4。

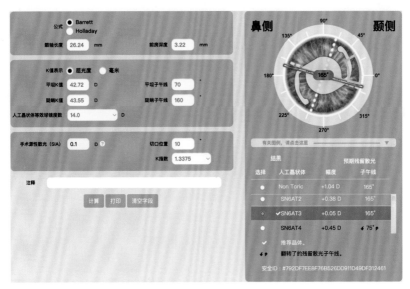

图 9-1-5　基于 IOLMaster 模拟角膜散光的 Barrett Toric IOL 计算器结果

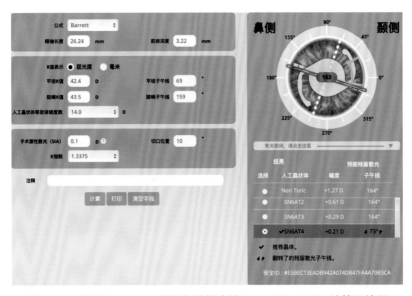

图 9-1-6　基于 Pentacam 模拟角膜散光的 Barrett Toric IOL 计算器结果

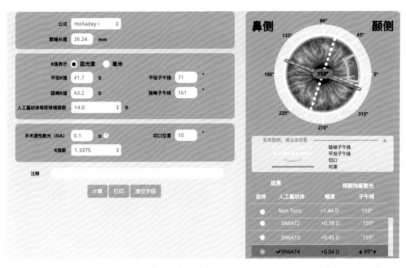

图 9-1-7 基于 Pentacam 全角膜散光的 Alcon Holladay 1 散光计算器结果

最终决定植入 SN6AT4，轴向定位 163°。采用飞秒激光系统的 Intelli-Axis 技术（LensAR）囊膜标记定位 Toric IOL 方向，术后实际方向为 162.7°（图 9-1-8）。术后 1 日的 VAsc 为 0.8（医学验光：+0.25/−0.75×180=1.0）。术后 1 周及 1 个月 VAsc 均为 1.2（医学验光：Plano =1.2），散光矫正效果良好，患者满意。

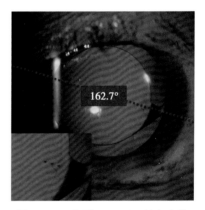

图 9-1-8 术后 Toric IOL 轴向定位
左下角为 Toric IOL 轴向标记和囊膜标记的放大图。

病例 2 角膜后表面的高散光

病例简介：

患者女性，55 岁。左眼渐进性视物模糊 3 年。

VAsc：OD 0.8，OS 0.2。

主觉验光：OD +0.75/−0.25×55=0.8，OS +1.75/−0.50×105=0.3。

双眼晶状体混浊：右眼 C2N1P1，左眼 C3N2P2，眼部其他结构检查未见明显异常。

诊断：双眼年龄相关性白内障。

计划入院行左眼微切口白内障超声乳化吸除并人工晶状体植入术。术前检查详见图 9-2-1～图 9-2-4。

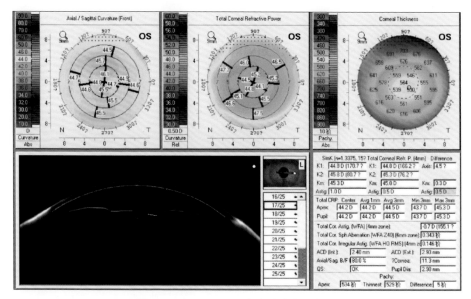

图 9-2-1　Pentacam 白内障术前信息图

K-Readings (D) calculated in zones centered on apex　　◉ Zone ○ Ring　◉ Apex ○ Pupil　◉ K1/K2 ○ Km/Astig

Zone Diameter		1.0 mm	2.0 mm	3.0 mm	4.0 mm	5.0 mm	6.0 mm	7.0 mm	8.0 mm
Axial / Sagittal Front	K1	44.6 (172.3?	44.7 (171.3?	44.7 (170.5?	44.8 (171.0?	44.9 (173.6?	44.9 (177.4?	44.8 (179.2?	44.7 (179.0?
	K2	45.9 (82.3?	45.9 (81.3?	45.9 (80.5?	45.9 (81.0?	45.8 (83.6?	45.7 (87.4?	45.5 (89.2?	45.4 (89.0?
True Net Power	K1	43.4 (157.7?	43.4 (155.5?	43.4 (154.0?	43.5 (155.7?	43.5 (163.2?	43.5 (175.2?	43.5 (4.0?	43.5 (7.1?
	K2	44.2 (67.7?	44.2 (65.5?	44.1 (64.0?	44.1 (65.7?	44.0 (73.2?	44.0 (85.2?	43.9 (94.0?	43.9 (97.1?
Tot. Refr. Power	K1	43.9 (159.8?	43.9 (157.2?	44.1 (155.5?	44.3 (156.7?	44.6 (163.6?	44.9 (175.6?	45.3 (4.8?	45.7 (8.3?
	K2	44.6 (69.8?	44.7 (67.2?	44.8 (65.5?	45.0 (66.7?	45.2 (73.6?	45.4 (85.6?	45.7 (94.8?	46.1 (98.3?

图 9-2-2　Pentacam 屈光力分布图

散光分析：

术前检查发现不同仪器测量的角膜散光较一致，整体表现为轴向较一致的中低度顺规散光。角膜地形图表现为典型的蝴蝶结形态规则散光。Pentacam 的 15° 圆环模式模拟角膜散光为 +1.0D@80.7°（见图 9-2-1），3mm 区域模式模拟角膜散光为 +1.2D@80.5°（见图 9-2-2）。若仅看 3mm 区域模式的模拟角膜散光，会倾向于考虑 Toric IOL 矫正散光（见图 9-2-3）。

然而，基于角膜前表面的模拟角膜散光并不能真实反映全角膜散光。屈光四联图显示该患者的角膜后表面散光为 −0.7D@94.6°（+0.7D@4.6°），是较

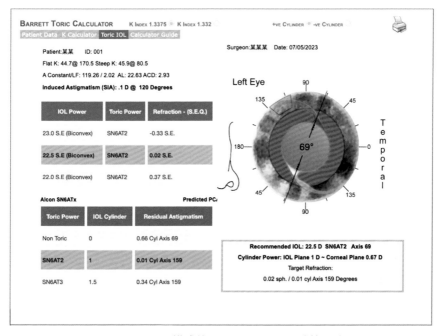

图 9-2-3　pPCA 模式的 Barrett Toric IOL 计算器结果

明显的逆规散光(见图 9-2-4),显著高于人群平均值 0.3D 的逆规散光。当角膜前表面为顺规散光,后表面为逆规散光时,后表面散光起中和抵消作用。在角膜后表面高逆规散光的作用下,全角膜模拟散光降低为 +0.7D@65.5°(见图 9-2-2),未达到 Toric IOL 植入术矫正的阈值(≥0.75D)。当采用 Barrett Toric IOL 计算器的 mPCA 模式(图 9-2-5),输入角膜切口术源性散光和实际测量的角膜后表面散光,计算结果显示全角膜散光为 0.55D(图 9-2-6),明显低于考虑 Toric IOL 矫正的阈值。

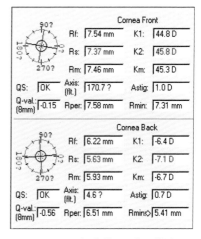

图 9-2-4　角膜前、后表面散光

人工晶状体优选:

基于上述的散光分析,该患者无须植入 Toric IOL。综合患者的意愿,最终决定植入球性单焦点人工晶状体。患者术后 1 周、1 个月的 VAsc 均为 1.0。术后 1 个月医学验光 0/−0.50×5=1.0,残余散光对患者的视力无明显影响,证实患者实际起效的全角膜散光约为 0.5D,无须选择植入 Toric IOL。

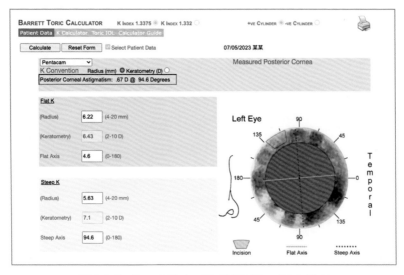

图 9-2-5　Barrett Toric IOL 计算器的 mPCA 模式

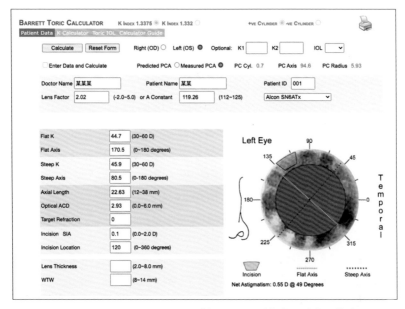

图 9-2-6　Barrett Toric IOL 计算器 mPCA 模式预测术后散光

病例 3　翼状胬肉致角膜高度顺规散光

病例简介：

患者男性，63 岁。双眼渐进性视物模糊 1 年。

VAsc：OD 0.1，OS 0.2。

右眼鼻侧球结膜纤维血管组织增生，侵入角膜约 4mm，余角膜透明，双眼周边前房约 1/4 CT，晶状体混浊 C3N2P1，玻璃体轻度混浊，眼部其他结构检查未见明显异常。

诊断：双眼年龄相关性白内障，双眼窄房角，右眼翼状胬肉。术前检查见图 9-3-1 和图 9-3-2。

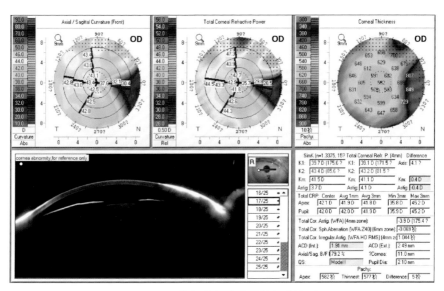

图 9-3-1　翼状胬肉切除术前的角膜地形图

散光分析：

术前检查发现患者右眼角膜存在明显的顺规散光，由翼状胬肉引起（见图 9-3-1）。模拟角膜散光 IOLMaster（2.5mm 圆环）为 +2.94@92°（见图 9-3-2），Pentacam（15° 圆环）为 +3.7D@85.6°（见图 9-3-1），总体表现为高度顺规散

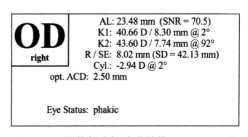

图 9-3-2　翼状胬肉切除术前的 IOLMaster 图

光。不同仪器测量的散光轴向较为一致，但散光度数差异略大。

翼状胬肉导致的散光大多为顺规散光，使该老年患者的表现有别于大多数老年人存在逆规散光的现象。查看角膜的前表面地形图、全角膜屈光力图，整体曲率呈鼻侧较低，鼻颞侧曲率高度不对称，这是鼻侧翼状胬肉对角膜牵拉所致，使角膜水平方向曲率趋于平坦，由于偶联效应（当角膜某一子午线上的曲率变平,与其垂直的子午线上曲率相应变陡),最终引起角膜高度顺规散光。

明显的翼状胬肉多会产生角膜散光的问题,影响角膜参数的测量,累及瞳孔区的胬肉甚至可能导致曲率测不出。不同仪器测量的散光轴向较为一致,但散光度数差异偏大。与基于 Purkinje 像测量散光的仪器相比,基于角膜形态测量散光的仪器(如 Pentacam)测得的散光度数一般更高。此外,翼状胬肉会影响角膜平均曲率的测量,引起等效球镜矫正误差。

随着翼状胬肉的进展或切除,角膜散光会随之变化,基于当前的角膜散光选择 Toric IOL 来矫正,可能当下暂时性获得较好的术后裸眼视力,但对于术后的远期效果来说存在风险。如果翼状胬肉明显影响角膜散光,建议在白内障术前先行翼状胬肉切除术,1 个月后,待角膜曲率稳定,再进行评估并据此选择 IOL。翼状胬肉切除术后,角膜散光通常会显著下降,甚至可降至0.75D 以下或转归为老年人常见的角膜逆规散光。翼状胬肉术后可能由于角膜瘢痕混浊,会存在不同程度的不规则散光;但也有部分患者的角膜可以恢复透明,呈规则的角膜形态和散光,人工晶状体选择自由度增加,有些甚至可以选择多焦点人工晶状体。

人工晶状体优选:

本例患者在散光评估后决定先行右眼翼状胬肉切除术,术后 1 个月复查角膜曲率及角膜地形图(图 9-3-3、图 9-3-4)。模拟角膜散光 IOLMaster(2.5mm 圆环)为 +0.33D@142°(见图 9-3-4),Pentacam(15° 圆环)为 +0.3D@125.9°(见图 9-3-3)。角膜散光显著下降,患者不再选择 Toric IOL 矫正散光。

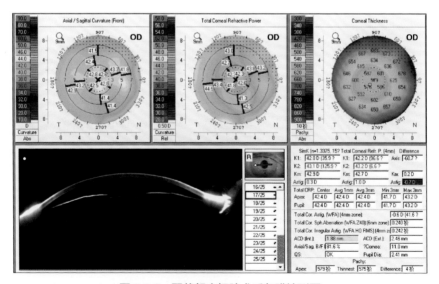

图 9-3-3 翼状胬肉切除术后角膜地形图

综合患者意愿，最终决定选择景深延长型人工晶状体。患者于表面麻醉下行右眼飞秒激光辅助的微切口白内障超声乳化吸除联合 IOL 植入术，植入景深延长型人工晶状体（ZXR00，+23.0D，预留 −0.45D）。

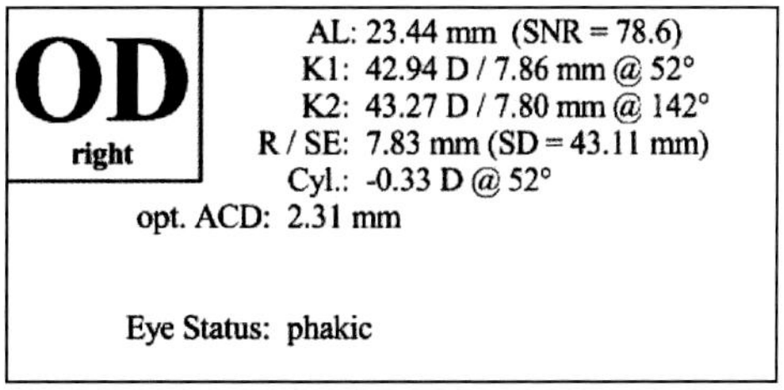

OD
right

AL: 23.44 mm (SNR = 78.6)
K1: 42.94 D / 7.86 mm @ 52°
K2: 43.27 D / 7.80 mm @ 142°
R / SE: 7.83 mm (SD = 43.11 mm)
Cyl.: -0.33 D @ 52°
opt. ACD: 2.31 mm

Eye Status: phakic

图 9-3-4　翼状胬肉切除术后 IOLMaster 图

术后 1 周、1 个月的 VAsc 均为 1.0（医学验光：−0.5D=1.2）。患者对视远、视近效果均表示满意。

术前对白内障患者的角膜散光进行分析，对可以解除的原发病进行治疗，恢复角膜的规则性，降低角膜散光，能够给患者提供更自由的选择，提高患者的术后生活质量。

病例 4　放射状角膜切开术后的角膜散光

病例简介：

患者女性，46 岁。左眼渐进性视物模糊 20 年。

VAsc: OD NLP, OS 0.2。

主觉验光：OS −6.00/−3.50×155=0.20。

右眼结膜无充血，角膜可见 8 条愈合的放射状切口，中部至周边角膜陈旧线状灰白色混浊，中央角膜透明，前房深，房水清，瞳孔圆，直径约 5mm，对光反射消失，晶状体混浊 C4N2P4，玻璃体及眼底窥不入。

左眼结膜无充血，角膜可见 8 条愈合的放射状切口（图 9-4-1），中部至周边角膜陈旧线状灰白色混浊，中央角膜透明，前房深，房水清，瞳孔圆，直径约 3mm，对光反射存在，晶状体混浊 C1N2P1，玻璃体轻度混浊，视盘界清，色淡红，C/D 约 0.3，见豹纹状眼底改变，颞下方见大片视网膜萎缩，色素沉着，鼻上方周边视网膜变性，周围见陈旧性激光斑，黄斑中心凹反光未见，后极部视网膜平伏（图 9-4-2）。

既往病史：20 年前行双眼放射状角膜切开术。

诊断：双眼并发性白内障，双眼病理性近视，双眼放射状角膜切开术后，左眼视网膜变性（视网膜激光光凝术后），右眼无光感。

术前检查详见图 9-4-1～图 9-4-6。

散光分析：

放射状角膜切开术（RK）后的患者由于白内障（并发性、年龄相关性或其

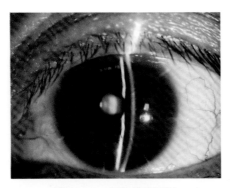

图 9-4-1　左眼前节照相

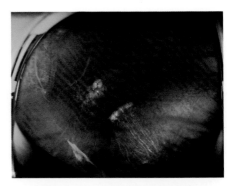

图 9-4-2　左眼广角眼底照相

他），需要接受白内障手术，此时特别需要注意的是：RK 改变了角膜的解剖形态，加上角膜屈光力的日间波动，常规的人工晶状体计算公式无法准确计算人工晶状体度数。因此，RK 术后白内障患者的人工晶状体计算已成为白内障手术规划的一个挑战，而对于 RK 术后白内障患者合并明显角膜散光，Toric IOL 的计算更是难上加难。

RK 术后患者的角膜屈光力不稳定，存在波动现象。角膜屈光力短期内存在晨起远视、夜间近视漂移的现象，长期来看存在远视漂移。建议在远视状态时测量角膜曲率，以充分矫正远视。

术前检查发现 OA2000 测量的模拟角膜散光为 +5.07D@77°（见图 9-4-3）。Pentacam 测量的模拟角膜散光 15° 圆环模式为 +5.3D@78.2°，3mm 区域模式为 +7.1D@77.6°；3mm 区域全角膜散光为 +6.7D@76.6°（见图 9-4-4、图 9-4-5）；角膜后表面散光为 0.7D@177.2°，为逆规散光（见图 9-4-6）；角膜 4mm 区域总高阶像差（HOA）为 0.714μm。

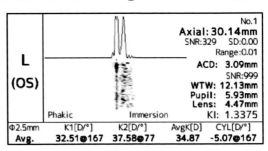

图 9-4-3　白内障术前 OA2000 检查结果

从角膜总体表现来看，存在高度顺规散光，形态欠规则。角膜地形图显示上方偏陡峭，下方偏平坦，属于散光度数不对称的不规则散光；中央区散光形态尚可，陡峭子午线与陡峭子午线尚成 180°，陡峭子午线与平坦子午线接近正交。不同仪器测量的散光度数差异略大，但轴向基本一致（76.6°～78.2°）。

由于 RK 切口接近角膜中央 4mm 区域，显著改变了角膜形态和透明度，所以 4mm 区域 HOA 值仅供参考，不作为散光矫正的绝对禁忌。受 RK 切口

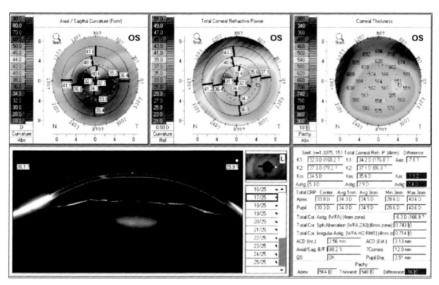

图 9-4-4　Pentacam 白内障术前图

K-Readings (D) calculated in zones centered on apex								
Zone Diameter	1.0 mm	2.0 mm	3.0 mm	4.0 mm	5.0 mm	6.0 mm	7.0 mm	8.0 mm
Axial / Sagittal Fit K1	29.9 (165.9?)	30.3 (166.5?)	31.1 (167.6?)	32.1 (169.2?)	33.3 (171.2?)	34.5 (173.1?)	35.5 (174.3?)	36.3 (174.7?)
K2	38.5 (75.9?)	38.4 (76.5?)	38.2 (77.6?)	37.9 (79.2?)	37.7 (81.2?)	37.7 (83.1?)	37.8 (84.3?)	38.1 (84.7?)
True Net Power K1	29.6 (164.9?)	29.9 (165.1?)	30.6 (166.2?)	31.5 (167.9?)	32.5 (170.2?)	33.5 (172.7?)	34.3 (174.7?)	35.0 (176.0?)
K2	37.9 (74.5?)	37.7 (75.1?)	37.3 (76.2?)	36.9 (77.9?)	36.6 (80.2?)	36.5 (82.7?)	36.4 (84.7?)	37.1 (86.0?)
Tot. Refr. Power K1	30.4 (165.1?)	30.5 (165.5?)	31.2 (166.6?)	32.1 (168.3?)	33.3 (170.7?)	34.5 (173.2?)	35.6 (175.3?)	36.6 (176.4?)
K2	38.2 (75.1?)	38.2 (75.5?)	37.9 (76.6?)	37.6 (78.3?)	37.4 (80.7?)	37.5 (83.2?)	37.9 (85.3?)	38.6 (86.4?)

图 9-4-5　Pentacam 屈光力分布图

影响，中央区域的散光变化较为剧烈，总体表现为中央高周边低的分布，故 3mm 区域模拟角膜散光和全角膜散光的度数显著高于圆环模式的模拟角膜散光。受前表面高度顺规散光影响，角膜后表面散光也表现为比较高的逆规散光，抵消部分顺规散光。

患者属于核型白内障，主觉验光视力尚可，但发现散光度数较高，全眼散光成分中角膜散光起主要作用，故验光散光有一定的参考意义。参照验光结果：−6.00/−3.50×155=0.20，全眼散光为 +3.50D@65°，和角膜散光的轴向较一致。手术矫正角膜散光预期能够有效降低该患者的术后残余

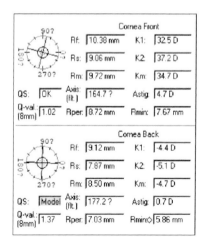

图 9-4-6　角膜前、后表面散光

散光,提高裸眼视力,改善视觉质量。该患者为病理性近视眼,决定术后预留近视,最终选择植入单焦点 Toric IOL,预留 −3.5D 等效球镜。

人工晶状体优选:

由于该患者无法提供 RK 术前资料,且白内障程度重,故采用无临床资料法计算人工晶状体屈光度数。参考 ASCRS 角膜屈光术后人工晶状体屈光力在线计算器的 RK 模块计算人工晶状体等效球镜(图 9-4-7)。输入计算器推荐的 Pentacam 测量的以瞳孔中心为中心 4mm 范围区域的角膜曲率平均值、OA2000 测量的角膜曲率等参数,推荐的人工晶状体屈光力介于 19.18～21.45D,考虑该患者为病理性近视眼,眼轴较长,基于 Holladay 1 公式的计算结果存在远视漂移的可能性较高,综合上述结果,等效球镜选取 +21.5D。

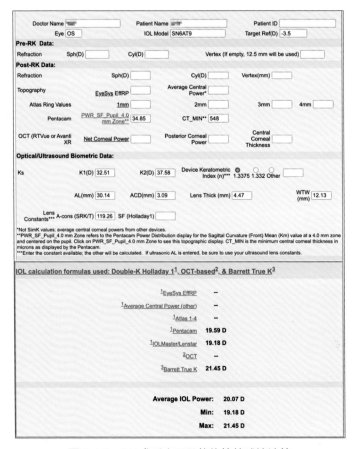

图 9-4-7　RK 术后人工晶状体等效球镜计算

采用 Barrett True K Toric IOL 计算器的 RK 模块联合 mPCA 模块计算散光(图 9-4-8)。分别采用 OA2000 测量的模拟角膜散光 +5.07D@77°(图 9-4-9)、

Pentacam 测量的 3mm 区域模拟角膜散光 +7.1D@77.6°（图 9-4-10），以及角膜后表面散光 +0.7D@177.2° 代入计算器计算。结果均推荐植入 T9 的 Toric IOL，轴向分别为 76° 和 75°。因 Pentacam 测量 3mm 区域模拟角膜散光 +7.1D@77.6° 极高，故校正后残余 2.3D 散光；而基于 OA2000 测量的模拟角膜散光 +5.07D@77° 略低，校正后残余散光较低，为 0.2D。

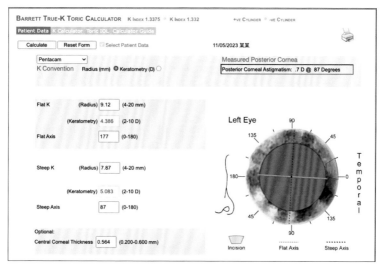

图 9-4-8　角膜后表面输入 mPCA 模式

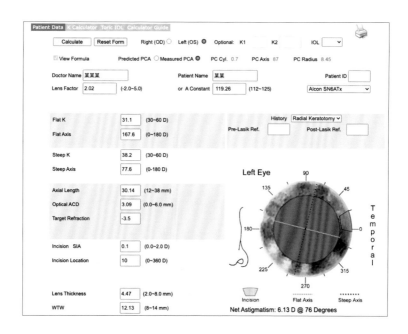

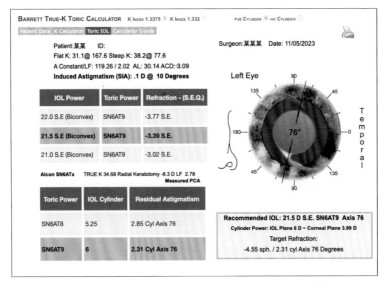

图 9-4-9　基于 Pentacam 3mm 区域模拟角膜散光计算

综上所述，结合患者视近需求、散光矫正需求，建议患者植入单焦点 Toric IOL（SN6AT9，+21.5D，轴向 76°，预留约 −3.5D）。

患者术后 1 个月内的 3 次随访 Toric IOL 轴向均为 76°（图 9-4-11），Toric IOL 稳定，未出现旋转偏位。VAsc 为 0.5，主觉验光：−3.5/−1.00×178=0.8，等效球镜为 −4.0D，比预期多 −0.5D，散光残留为 +1D@88°，恰好介于基于

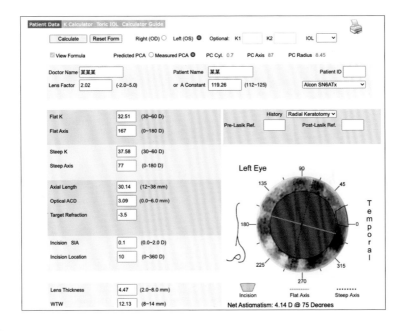

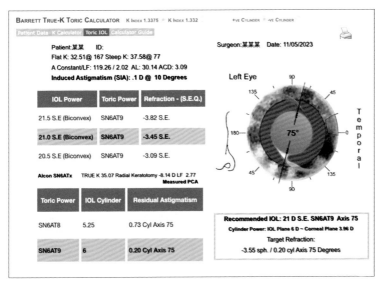

图 9-4-10　基于 OA2000 模拟角膜散光计算

OA2000 模拟角膜散光计算和基于 Pentacam 3mm 区域模拟角膜散光计算的残余散光的中间值。屈光残留与预期略有差异，但误差程度可以接受。患者自述裸眼状态下可基本满足远距离活动和近距离阅读，视近清晰，对术后效果表示满意。

基于精准测量分析和精准计算，RK 术后白内障伴高度角膜散光的患者仍有可能获得良好的术后视

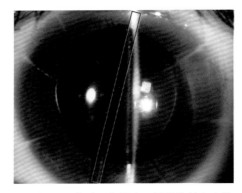

图 9-4-11　术后环曲面人工晶状体轴向定位

觉效果。应参考多个仪器测量的结果，选用多种人工晶状体屈光力计算器和 Toric IOL 计算器进行计算，选取相对保守的人工晶状体优选方案。

病例 5　青少年白内障伴角膜散光

病例简介：

患者男性，14 岁。双眼渐进性视物模糊 1 年。

VAsc：OD 0.4，OS 0.6。

双眼单睑，睑裂偏小，晶状体混浊 C3N1P4，眼部其他结构检查未见明显异常。

诊断：双眼糖皮质激素性白内障，肾病综合征。

计划入院后先行双眼白内障超声乳化吸除并人工晶状体植入术。术前检查详见图 9-5-1～图 9-5-5。

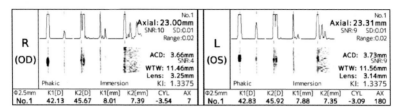

图 9-5-1 白内障术前角膜曲率测量

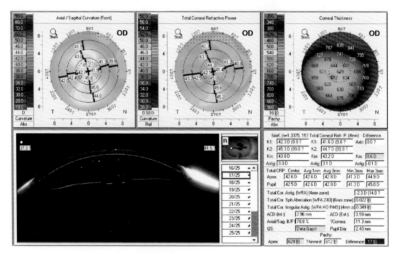

图 9-5-2 右眼 Pentacam 白内障术前信息图

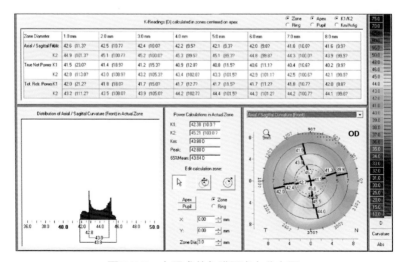

图 9-5-3 右眼术前角膜屈光力分布图

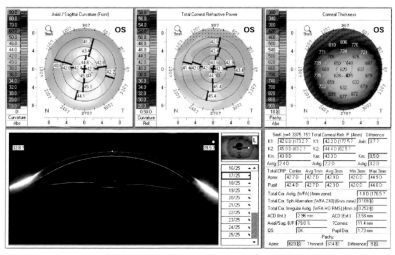

图 9-5-4　左眼 Pentacam 白内障术前信息图

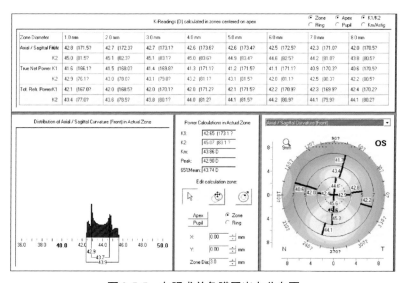

图 9-5-5　左眼术前角膜屈光力分布图

散光分析：

右眼的模拟角膜散光 OA2000 为 +3.54D@97°（见图 9-5-1），Pentacam 的 15°圆环模式为 +3.0D@99.8°（见图 9-5-2）、3mm 区域模式为 +2.8D@100°；3mm 区域全角膜散光为 +2.2D@105°（见图 9-5-3）。

左眼的模拟角膜散光 OA2000 为 +3.09D@90°（见图 9-5-1），Pentacam 的 15°圆环模式为 +2.4D@83.2°（见图 9-5-4）、3mm 区域模式为 +2.4D@83.1°；3mm 区域全角膜散光为 +1.8D@80.1°（见图 9-5-5）。

总体表现为高度顺规散光，不同仪器测量的角膜散光轴向较一致，散光度数略有偏差，符合顺规散光全角膜散光低于模拟角膜散光的情况。考虑到患者双眼睑为单睑，睑裂偏小，眼睑略紧，检查欠配合，这样的散光度数差异是可接受的。

人工晶状体优选：

考虑到患者年龄仅 14 岁，眼轴虽已发育至成人水平（OD 23mm，OS 23.31mm），但随着年龄增大，眼轴仍会进一步增长近视化，可考虑在保障裸眼远视力的情况下预留少量远视储备，以抵消术后长期的近视化，最终决定人工晶状体等效球镜预留约 +0.75D 远视。

患者目前的角膜散光为高度顺规散光，随着年龄增大，角膜顺规散光将逐渐减少，甚至可能在老年转变成逆规散光。若本次手术将患者的角膜散光全矫，意味着患者在术后当下可获得较低的散光，裸眼视力较好；但术后长期随着年龄增大，患者将逐渐出现逆规散光，且逆规散光将逐渐增大，而逆规散光对远视力影响较大。因此，需要根据角膜散光随年龄非线性变化的规律，考虑在对裸眼远视力影响较小的情况下预留少量顺规散光，用于抵消术后散光逆规化，尽可能长期地保证患者术后裸眼视力。最终决定预留 0.5～0.75D 的顺规散光。

术后模拟图示意在少量远视 + 顺规散光作用下，第一焦线位于视网膜黄斑附近靠后的位置（图 9-5-6），对裸眼视力影响较小，随着年龄增大，眼轴延长，远视程度逐渐减小，最小弥散斑逐渐靠近黄斑，顺规散光逐渐减小，Sturm 光锥也逐渐变小，远视和散光对视力的影响逐渐变小，使患者在术后长期的人生中，尽可能获得并维持比较好的裸眼视力。

根据患者的术前检查结果，最终决定行双眼白内障超声乳化吸除联合 Toric IOL 植入术。右眼植入 SN6AT4，轴向 103°，等效球镜预留 +0.74D，散光预留 +0.57D@103°（图 9-5-7）；左眼植入 SN6AT3，轴向 82°，等效球镜预留 +0.70D，散光预留 +0.70D@81°（图 9-5-8）。

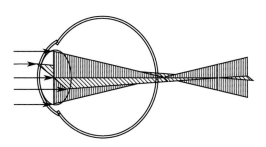

图 9-5-6　术后 Sturm 光锥与黄斑相对位置关系模拟图

患者术后 1 个月的 VAsc 双眼均为 0.8，主觉验光 OD +1.00/−0.75×15=1.0，OS +1.00/−0.75×170=1.0，屈光残留与预期相符。患者自述裸眼状态下可满足远距离视物和学习，配戴双光框架眼镜后可满足日常学习，对术后效果表示满意。

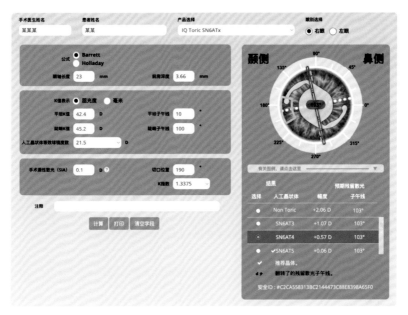

图 9-5-7　右眼 Toric IOL 计算结果

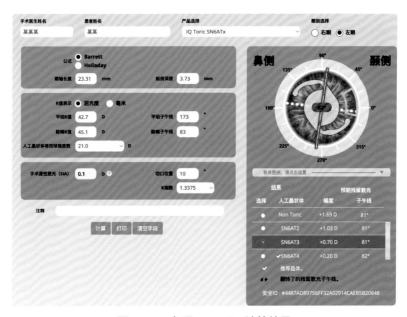

图 9-5-8　左眼 Toric IOL 计算结果

　　对于白内障伴角膜散光的青少年，需要因人而异，具体问题具体分析，综合考虑远视预留、散光随年龄的非线性变化、裸眼视力等决策平衡。本病例的方案较好地解决了本患者的上述问题。

病例6　PRK 术后规划多焦点 Toric IOL

病例简介：

患者男性，60岁。右眼渐进性视物模糊10年。

VAsc：OD 0.05，OS 0.05。

主觉验光：OD −4.50/−2.00×110=0.5，OS −4.25/−1.00×75=0.6。

双眼角膜透明，晶状体混浊 C2N2P0，玻璃体轻度混浊，眼底隐见视盘界清，色淡红，C/D 约 0.2，视盘周围可见萎缩弧，黄斑中心凹反光未见，后极部视网膜平伏，豹纹状眼底改变。

既往病史：26年前行双眼准分子激光角膜切削术（PRK）。

诊断：双眼并发性白内障，双眼病理性近视，双眼PRK 术后。

手术需求：术后脱镜，满足裸眼视远和视近。

术前检查详见图 9-6-1～图 9-6-5。

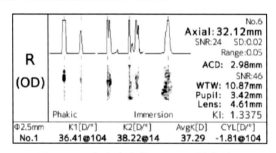

图 9-6-1　白内障术前 OA2000 检查结果

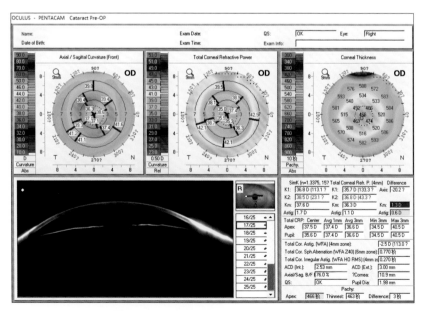

图 9-6-2　Pentacam 白内障术前信息图

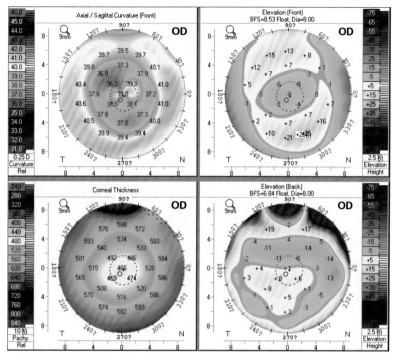

图 9-6-3 Pentacam 屈光四联图

K-Readings (D) calculated in zones centered on apex								☉ Zone ☉ Apex ☉ K1/K2 ☉ Ring ☉ Pupil ☉ Km/Astig
Zone Diameter	1.0 mm	2.0 mm	3.0 mm	4.0 mm	5.0 mm	6.0 mm	7.0 mm	8.0 mm
Axial / Sagittal Front K1	37.0 [111.5?]	36.9 [112.2?]	36.9 [113.2?]	36.9 [115.1?]	37.0 [117.4?]	37.5 [114.3?]	38.2 [109.6?]	38.8 [106.8?]
K2	40.8 [21.5?]	40.1 [22.0?]	39.2 [23.2?]	38.6 [25.1?]	38.5 [27.4?]	39.0 [24.3?]	39.5 [19.6?]	39.9 [16.8?]
True Net Power K1	34.9 [110.4?]	35.0 [111.1?]	35.1 [112.7?]	35.1 [115.7?]	35.4 [119.2?]	36.0 [116.0?]	36.8 [110.5?]	37.3 [107.0?]
K2	39.7 [20.4?]	38.9 [21.1?]	37.9 [22.7?]	37.1 [25.7?]	37.0 [29.2?]	37.5 [26.0?]	38.2 [20.5?]	38.7 [17.0?]
Tot. Refr. Power K1	35.2 [110.1?]	35.1 [111.1?]	35.2 [112.8?]	35.4 [115.9?]	35.8 [119.5?]	36.6 [116.0?]	37.6 [110.0?]	38.6 [106.0?]
K2	39.6 [20.1?]	39.0 [21.1?]	38.0 [22.8?]	37.4 [25.9?]	37.4 [29.5?]	38.2 [26.0?]	39.2 [20.0?]	40.1 [16.0?]

图 9-6-4 Pentacam 屈光力分布图

散光分析：

从 Pentacam 白内障术前信息图和屈光四联图的全角膜屈光力图、前表面轴向曲率地形图、前表面高度地形图来看，角膜切削较为规则，切削区居中（见图 9-6-2 和图 9-6-3）。患者曾行角膜屈光手术，B/F 值为 76%，低于正常人 82%。全角膜屈光力图和前表面轴向曲率地形图中央 3mm 区域见色阶变化较为剧烈的蝴蝶结地形，形态略不对称，是角膜散光的表现。

术前检查发现 OA2000 测量的模拟角膜散光为 +1.81D@14°（见图 9-6-1）。Pentacam 测量的模拟角膜散光 15° 圆环模式为 +1.7D@23.1°，3mm 区域模式为 +2.3D@23.2°；3mm 区域全角膜散光为 +2.8D@22.8°（见图 9-6-2 和图 9-6-4）；角

膜后表面散光为 0D（见图 9-6-5）。

从角膜总体表现来看，存在逆规散光，形态欠规则。角膜地形图显示右侧偏陡峭，左侧偏平坦，属于散光度数不对称的不规则散光；中央区散光形态尚可，陡峭子午线与陡峭子午线尚成 180°，陡峭子午线与平坦子午线接近正交（见图 9-6-2 和图 9-6-3）。不同仪器测量的散光度数较为一致，但同一仪器（Pentacam）不同模式的散光度数差异较大，且不同仪器的散光轴向差异偏大（14°～23.2°，差异小于 10°）。考虑到既往 PRK 对角膜形态的影响，这些差异尚在可接受范围内（不同仪器的散光度数差异≤0.75D，轴向差异≤15°）。

从屈光力分布图（见图 9-6-4）可以看到，受准分子激光手术的影响，中央区域的散光变化较为剧烈，总体表现为中央高周边低的分布，故 3mm 区域模拟角膜散光和全角膜散光的度数显著高于圆环模式的模拟角膜散光，更能代表该患者的角膜散光。

Cornea Front		
Rf: 9.16 mm	K1: 36.8 D	
Rs: 8.77 mm	K2: 38.5 D	
Rm: 8.97 mm	Km: 37.6 D	
QS: OK	Axis (flt.): 113.1?	Astig: 1.7 D
Q-val. (8mm): 0.67	Rper: 8.31 mm	Rmin: 8.08 mm

Cornea Back		
Rf: 6.86 mm	K1: -5.8 D	
Rs: 6.81 mm	K2: -5.9 D	
Rm: 6.84 mm	Km: -5.9 D	
QS: OK	Axis (flt.): 111.8?	Astig: 0.0 D
Q-val. (8mm): -0.29	Rper: 7.12 mm	Rmin: 5.79 mm

	Pachy	x[mm]	y[mm]
Pupil Center: +	464 祄	+0.11	-0.16
Pachy Apex:	466 祄	0.00	0.00
Thinnest Locat.: O	463 祄	-0.13	-0.39
K Max. (Front):	41.7 D	+3.68	+0.13
Cornea Volume: 53.6 mm?	?Cornea: 10.9 mm		
Chamber Volume: 125 mm?	Angle: 34.6?		
A. C. Depth (Int.): 2.53 mm	Pupil Dia: 1.98 mm		
Enter IOP IOP(Sum) +3.4 mmHg	Lens Th.:		

图 9-6-5 角膜前、后表面散光和 Kappa 角

患者属于核型白内障，主觉验光视力尚可，但发现散光度数较高，全眼散光成分中角膜散光起主要作用，故验光散光有一定的参考意义。参照验光结果：-4.50/-2.00×110=0.5，全眼散光为 +2.0D@20°，与 Pentacam 测量的角膜散光的轴向较一致。手术矫正角膜散光预期能够有效降低该患者的术后残余散光，提高裸眼视力，改善视觉质量。

该患者的手术需求是术后脱镜，满足裸眼视远和视近。角膜 4mm 区域总高阶像差（HOA）为 0.270μm，低于多焦点人工晶状体的参考阈值 0.3μm，Kappa 角为 0.194mm，符合植入多焦点人工晶状体的条件。最终选择植入多焦点 Toric IOL。

人工晶状体优选：

由于该患者无法提供 PRK 术前资料，故采用无临床资料法计算人工晶状体屈光度数。该患者的角膜后表面散光为 0D，采用 pPCA 模块计算散光容易导致误差，故采用 Barrett True K Toric IOL 计算器的"Myopic Lasik"模块联合 mPCA 模块计算散光。采用 OA2000 测量的数据计算人工晶状体等效球镜（图 9-6-6），采用 Pentacam 测量 3mm 区域模拟角膜散光以及角膜后表面散光 0D 计算 Toric IOL 散光度数（图 9-6-7）。

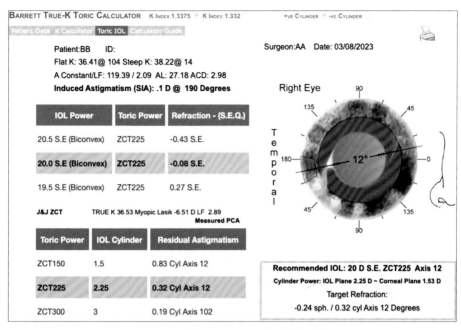

图 9-6-6　基于 OA2000 测量数据计算

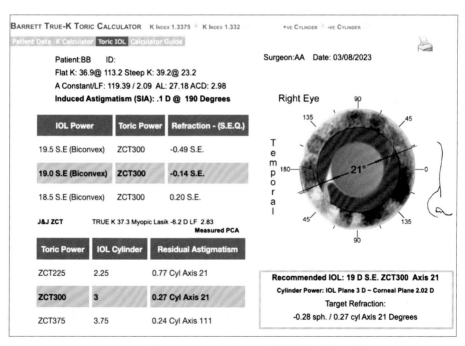

图 9-6-7　基于 Pentacam 3mm 区域模拟角膜散光计算

综上所述，结合患者视近需求、散光矫正需求，建议患者植入多焦点 Toric IOL（ZMT300，+20D，轴向21°）。

患者术后1个月的复查结果与预期高度吻合，主觉验光：$0/-0.25\times110=1.0$，右眼远视力1.0、近视力0.8，满足裸眼视远视近，患者表示满意。

基于精准测量分析和精准计算，PRK术后白内障伴角膜散光的患者仍可能获得良好的裸眼远近视力。

附录一　部分环曲面人工晶状体的参数

表 1　部分单焦点 Toric IOL 特性及参数数汇总

品名	型号	材料	脚襻	总直径/mm	等效球镜/D	散光度数/D	A常数(A超)	A常数(光学)	推荐切口大小/mm
Alcon Acrysof Toric IOL	SN6AT2~T9		改良 L 形襻	13.0	+6.0~+30.0（0.5 递增）	1.0~6.0（T2~T3：0.5 递增；T3~T9：0.75 递增）	119.0	119.2	2.2
Bausch and Lomb enVista Toric IOL	MX60T		改良 C 形襻	12.5	+6.0~+30.0（0.5 递增）	1.25~5.75（0.75 递增）	118.0	119.2	1.8
Hoya Vivinex Toric IOL	XY1AT2~T9	疏水性丙烯酸酯	C形襻	13.0	+10.0~+30.0（0.5 递增）	1.0~6.0（T2~T3：0.5 递增；T3~T9：0.75 递增）	118.9	119.2	1.8
Proming Toric IOL	AT1~T6BH		改良 L 形襻	13.0	+5.0~+36.0（0.5 递增）	1.0~4.5（T1~T2：0.5 递增；T2~T6：0.75 递增）	118.4	119.2	2.2
Tecnis Toric IOL	ZCT100~T400		C形襻	13.0	+5.0~+34.0（0.5 递增）	1.0~4.0（T100、T150、T225、T300、T400，标号即度数）	118.8	119.3	2.2

121

续表

品名	型号	材料	脚襻	总直径/mm	等效球镜/D	散光度数/D	A常数(A超)	A常数(光学)	推荐切口大小/mm
Carl Zeiss Meditec AT Torbi IOL	709M/MP	疏水性表面修饰的亲水性丙烯酸酯	板型襻	11.0	-10.0~+32.0(0.5递增)	1.0~12.0(0.5递增)	118.3	118.5	1.8
Teleon Lentis Tplus IOL	LS-313 T0~T7		板型襻	11.0	+10.0~+30.0(0.5递增)	0.75~6.00(0.75递增)	118.0	118.2	2.4
Teleon Lentis Tplus (X) IOL	LU-313 T/TY		板型襻	11.0	-10.0~+36.0(0.01递增)	0.5~10(0.01递增)(IOL球镜度数+柱镜度数高<40D)	118.0	118.2	2.4
Rayner Rayone Toric IOL	RA0610T	亲水性丙烯酸酯	C形襻	12.5	-9.5~+34.5(0.5递增)	1.0~11.0(0.5递增)	118.0	118.6	2.2
Rayner T-flex IOL	573T		C形襻	12.0	-10.0~+35.0(0.5递增)	1.0~11.0(0.5递增)	118	118.6	<2.0
Rayner T-flex IOL	623T		C形襻	13.0	-10.0~+35.0(0.5递增)	1.0~11.0(0.5递增)	118	118.6	<2.0

表2　部分多焦点 Toric IOL 特性及参数汇总

品名	型号	材料	脚襻	总直径/mm	多焦技术	近附加/D	等效球镜/D	散光度数/D	A常数(A超)	A常数(光学)	推荐切口大小/mm
Alcon Acrysof IQ Restor Toric IOL	SV25T2~T6	疏水性丙烯酸酯	改良L形襻	13.0	渐进粗光栅衍射双焦点	+2.5	+6.0~+30.0（0.5递增）	1.0~3.75（T2~T3：0.5递增；T3~T6：0.75递增）	119.1	119.5	2.2
Alcon Acrysof IQ Restor Toric IOL	SND1T2~T6		改良L形襻	13.0	渐进粗光栅衍射双焦点	+3.0	+6.0~+30.0（0.5递增）	1.0~3.75（T2~T3：0.5递增；T3~T6：0.75递增）	118.9	119.0	2.2
Tecnis Multifocal Toric IOL	ZMT150~T400		C形襻	13.0	全粗光栅衍射双焦点	+4.0	+5.0~+34.0（0.5递增）	1.5~4.0（T150~T300：0.75递增；T300~T400：1.0递增）	118.8	119.3	2.2
Tecnis Symfony Toric IOL	ZXT150~T375		C形襻	13.0	细光栅衍射射景深延展	+1.75	+5.0~+34.0（0.5递增）	1.5~3.75（0.75递增）	118.8	119.3	2.2

续表

品名	型号	材料	脚襻	总直径/mm	多焦技术	近附加/D	等效球镜/D	散光度数/D	A常数(A超)	A常数(光学)	推荐切口大小/mm
Carl Zeiss Meditec AT LISA Toric IOL	909M/MP		板型襻	11.0	全粗光栅衍射双焦点	+3.75	-10.0~+32.0 (0.5递增)	1.0~12.0 (0.5递增)	118.3	118.4	1.8
Carl Zeiss Meditec AT LISA tri Toric IOL	939M/MP	疏水性表面修饰的亲水性丙烯酸酯	板型襻	11.0	全粗光栅衍射三焦点	+3.33(近距离); +1.66(中距离)	-10.0~+32.0 (0.5递增)	1.0~12.0 (0.5递增)	118.8	118.5	1.8
Carl Zeiss Meditec AT LARA Toric IOL	929M/MP		板型襻	11.0	粗光栅衍射景深延展	+1.9(近距离); +0.95(中距离)	-8.0~+32.0 (0.5递增)	1.0~12.0 (0.5递增)	118.5	118.3	1.8
Teleon Lentis Mplus Toric IOL	LU-313 MF30T/TY		板型襻	11.0	区域折射双焦点	+3.0(近距离)	0.0~+36.0 (0.01递增)	0.5~10.0(0.01递增)(IOL球镜度数+柱镜度数高<40D)	118.0	118.2	2.0/2.4
Teleon Lentis Comfort Toric IOL	LS-313 MF15T0~T7		板型襻	11.0	区域折射景深延展	+1.5(中距离)	+5.0~+35.0 (0.5递增)	0.75~6.00 (0.75递增)	118.0	118.2	2.0/2.4

附录二 参 考 文 献

1. 俞阿勇. 角膜光学特性与人工晶状体优选(屈光性白内障手术系列)[M]. 北京: 人民卫生出版社, 2017.

2. 俞阿勇. 精准屈光性白内障手术[M]. 北京: 人民卫生出版社, 2019.

3. 中华医学会眼科学分会白内障及人工晶状体学组. 我国散光矫正型人工晶状体临床应用专家共识(2017年)[J]. 中华眼科杂志, 2017, 53(1): 7-10.

4. ABULAFIA A, BARRETT G D, KLEINMANN G, et al. Prediction of refractive outcomes with toric intraocular lens implantation[J]. J Cataract Refract Surg, 2015, 41(5): 936-944.

5. ABULAFIA A, HILL W E, FRANCHINA M, et al. Comparison of methods to predict residual astigmatism after intraocular lens implantation[J]. J Refract Surg, 2015, 31(10): 699-707.

6. ABULAFIA A, KOCH D D, HOLLADAY J T, et al. Pursuing perfection in intraocular lens calculations: IV. Rethinking astigmatism analysis for intraocular lens-based surgery: Suggested terminology, analysis, and standards for outcome reports[J]. J Cataract Refract Surg, 2018, 44(10): 1169-1174.

7. ABULAFIA A, KOCH D D, WANG L, et al. New regression formula for toric intraocular lens calculations[J]. J Cataract Refract Surg, 2016, 42(5): 663-671.

8. ALPINS N, ONG J K Y, STAMATELATOS G. New method of quantifying corneal topographic astigmatism that corresponds with manifest refractive cylinder[J]. Journal of Cataract and Refractive Surgery, 2012, 38(11): 1978-1988.

9. ALPINS N, ONG J K Y, STAMATELATOS G. Corneal topographic astigmatism(CorT)to quantify total corneal astigmatism[J]. Journal of Refractive Surgery, 2015, 31(3): 182-186.

10. ALPINS N, STAMATELATOS G. Vector analysis applications to photorefractive surgery[J]. Int Ophthalmol Clin, 2003, 43(3): 1-27.

11. ALPINS N A. New method of targeting vectors to treat astigmatism[J]. J Cataract Refract Surg, 1997, 23(1): 65-75.

12. ALPINS N A. Vector analysis of astigmatism changes by flattening,

steepening, and torque[J]. Journal of Cataract & Refractive Surgery, 1997, 23(10): 1503-1514.

13. ALPINS N A, GOGGIN M. Practical astigmatism analysis for refractive outcomes in cataract and refractive surgery[J]. Surv Ophthalmol, 2004, 49 (1): 109-122.

14. ANDREO L K, WILSON M E, APPLE D J. Elastic properties and scanning electron microscopic appearance of manual continuous curvilinear capsulorhexis and vitrectorhexis in an animal model of pediatric cataract[J]. J Cataract Refract Surg, 1999, 25(4): 534-539.

15. ARAMBERRI J, ARAIZ L, GARCIA A, et al. Dual versus single Scheimpflug camera for anterior segment analysis: Precision and agreement[J]. J Cataract Refract Surg, 2012, 38(11): 1934-1949.

16. CAO D, XU Y, WANG Y. Comparison of toric intraocular lens alignment between femtosecond laser-assisted capsular marking and manual corneal marking[J]. J Refract Surg, 2020, 36(8): 536-542.

17. CHAN C, HOLLAND E. Management of astigmatism: toric intraocular lenses[J]. Int Ophthalmol Clin, 2012, 52(2): 21-30.

18. CHEN Q, ZHANG G. Iris registration capsulotomy marking versus manual marking for toric intraocular lens alignment in cataract surgery[J]. American journal of ophthalmology, 2021, 221: 97-104.

19. CHEN W, ZUO C, CHEN C, et al. Prevalence of corneal astigmatism before cataract surgery in Chinese patients[J]. J Cataract Refract Surg, 2013, 39 (2): 188-192.

20. CHENG L S, TSAI C Y, TSAI R J, et al. Estimation accuracy of surgically induced astigmatism on the cornea when neglecting the posterior corneal surface measurement[J]. Acta Ophthalmol, 2011, 89(5): 417-422.

21. COLLIER WAKEFIELD O, ANNOH R, NANAVATY M A. Relationship between age, corneal astigmatism, and ocular dimensions with reference to astigmatism in eyes undergoing routine cataract surgery[J]. Eye(Lond), 2016, 30(4): 562-569.

22. DAVISON J A, POTVIN R. Refractive cylinder outcomes after calculating toric intraocular lens cylinder power using total corneal refractive power[J]. Clin Ophthalmol, 2015, 9: 1511-1517.

23. DELRIVO M, RUISEÑOR VÁZQUEZ P R, GALLETTI J D, et al. Agreement between placido topography and Scheimpflug tomography for corneal astigmatism assessment[J]. Journal of Refractive Surgery, 2014, 30(1): 49-53.

24. DIAKONIS V F, SWANN B F, WEINSTOCK R J. Femtosecond laser-assisted capsulotomy markings for the alignment of Toric IOLs: A new technique[J]. J Refract Surg, 2018, 34(10): 711-712.

25. DUBBELMAN M, SICAM V A, VAN DER HEIJDE G L. The shape of the anterior and posterior surface of the aging human cornea[J]. Vision Res, 2006, 46(6-7): 993-1001.

26. DUPPS W J, JR., KOHNEN T, MAMALIS N, et al. Standardized graphs and terms for refractive surgery results[J]. J Cataract Refract Surg, 2011, 37(1): 1-3.

27. ENGREN AL, BEHNDIG A. Anterior chamber depth, intraocular lens position, and refractive outcomes after cataract surgery[J]. J Cataract Refract Surg, 2013, 39(4): 572-577.

28. EOM Y, KANG S Y, SONG J S, et al. Effect of effective lens position on cylinder power of toric intraocular lenses[J]. Can J Ophthalmol, 2015, 50(1): 26-32.

29. EOM Y, RHIM J W, KANG S Y, et al. Toric intraocular lens calculations using ratio of anterior to posterior corneal cylinder power[J]. Am J Ophthalmol, 2015, 160(4): 717-724. e2.

30. EOM Y, SONG J S, KIM Y Y, et al. Comparison of SRK/T and Haigis formulas for predicting corneal astigmatism correction with toric intraocular lenses[J]. J Cataract Refract Surg, 2015, 41(8): 1650-1657.

31. EYDELMAN M B, DRUM B, HOLLADAY J, et al. Standardized analyses of correction of astigmatism by laser systems that reshape the cornea[J]. J Refract Surg, 2006, 22(1): 81-95.

32. FAM H B, LIM K L. Meridional analysis for calculating the expected spherocylindrical refraction in eyes with toric intraocular lenses[J]. J Cataract Refract Surg, 2007, 33(12): 2072-2076.

33. FERREIRA T B, RIBEIRO P, RIBEIRO F J, et al. Comparison of methodologies using estimated or measured values of total corneal astigmatism for toric intraocular lens power calculation[J]. J Refract Surg, 2017, 33(12): 794-800.

34. FERRER-BLASCO T, MONTES-MICO R, PEIXOTO-DE-MATOS S C, et al. Prevalence of corneal astigmatism before cataract surgery[J]. J Cataract Refract Surg, 2009, 35(1): 70-75.

35. FLUELER U R, GUYTON D L. Does a tilted retina cause astigmatism? The ocular imagery and the retinoscopic reflex resulting from a tilted retina[J]. Surv Ophthalmol, 1995, 40(1): 45-50.

36. GABRA L G, SAYEGH S I. A direct method for determining toricity ratios of toric intraocular lens calculators[J]. Sci Rep, 2018, 8(1): 4659.

37. GALVIS V, TELLO A, NINO C A, et al. Re: Ueno et al.: Corneal thickness profile and posterior corneal astigmatism in normal corneas(Ophthalmology 2015; 122: 1072-8)[J]. Ophthalmology, 2015, 122(11): e66.

38. GAO Y, YE Z, CHEN W, et al. Management of cataract in patients with irregular astigmatism with regular central component by phacoemulsification combined with toric intraocular lens implantation[J]. J Ophthalmol, 2020, 2020: 3520856.

39. GOGGIN M, MOORE S, ESTERMAN A. Outcome of toric intraocular lens implantation after adjusting for anterior chamber depth and intraocular lens sphere equivalent power effects[J]. Arch Ophthalmol, 2011, 129(8): 998-1003.

40. GOGGIN M, MOORE S, ESTERMAN A. Toric intraocular lens outcome using the manufacturer's prediction of corneal plane equivalent intraocular lens cylinder power[J]. Arch Ophthalmol, 2011, 129(8): 1004-1008.

41. GOGGIN M, MOORE S, ESTERMAN A. Toric intraocular lens calculations-reply[J]. Arch Ophthalmol, 2012, 130(7): 947-949.

42. GOGGIN M, PATEL I, BILLING K, et al. Variation in surgically induced astigmatism estimation due to test-to-test variations in keratometry[J]. J Cataract Refract Surg, 2010, 36(10): 1792-1793.

43. GUAN Z, YUAN F, YUAN Y Z, et al. Analysis of corneal astigmatism in cataract surgery candidates at a teaching hospital in Shanghai, China[J]. J Cataract Refract Surg, 2012, 38(11): 1970-1977.

44. HAYASHI K, HIRATA A, MANABE S, et al. Long-term change in corneal astigmatism after sutureless cataract surgery[J]. Am J Ophthalmol, 2011, 151(5): 858-865.

45. HAYASHI K, KAWAHARA S, MANABE S, et al. Changes in irregular corneal astigmatism with age in eyes with and without cataract surgery[J]. Invest Ophthalmol Vis Sci, 2015, 56(13): 7988-7998.

46. HAYASHI K, MANABE S, YOSHIDA M, et al. Effect of astigmatism on visual acuity in eyes with a diffractive multifocal intraocular lens[J]. J Cataract Refract Surg, 2010, 36(8): 1323-1329.

47. HIRNSCHALL N, MAEDEL S, WEBER M, et al. Rotational stability of a single-piece toric acrylic intraocular lens: a pilot study[J]. Am J Ophthalmol, 2014, 157(2): 405-411. e1.

48. HO J D, LIOU S W, TSAI R J, et al. Effects of aging on anterior and

posterior corneal astigmatism[J]. Cornea, 2010, 29(6): 632-637.

49. HO J D, TSAI C Y, LIOU S W. Accuracy of corneal astigmatism estimation by neglecting the posterior corneal surface measurement[J]. Am J Ophthalmol, 2009, 147(5): 788-795, 795. e1-2.

50. HO J D, TSAI C Y, TSAI R J, et al. Validity of the keratometric index: evaluation by the Pentacam rotating Scheimpflug camera[J]. J Cataract Refract Surg, 2008, 34(1): 137-145.

51. HOFFMANN P C, AUEL S, HUTZ W W. Results of higher power toric intraocular lens implantation[J]. J Cataract Refract Surg, 2011, 37(8): 1411-1418.

52. HOFFMANN P C, HUTZ W W. Analysis of biometry and prevalence data for corneal astigmatism in 23 239 eyes[J]. J Cataract Refract Surg, 2010, 36(9): 1479-1485.

53. HOLLADAY J. Proper method for calculating average visual acuity[J]. J Refract Surg, 13(4): 388-391.

54. HOLLADAY J T. Refractive power calculations for intraocular lenses in the phakic eye[J]. Am J Ophthalmol, 1993, 116(1): 63-66.

55. HOLLADAY J T. Exact toric intraocular lens calculations using currently available lens constants[J]. Arch Ophthalmol, 2012, 130(7): 946-947; author reply 948-949.

56. HOLLADAY J T, CRAVY T V, KOCH D D. Calculating the surgically induced refractive change following ocular surgery[J]. Journal of Cataract & Refractive Surgery, 1992, 18(5): 429-443.

57. HOLLADAY J T, DUDEJA D R, KOCH D D. Evaluating and reporting astigmatism for individual and aggregate data[J]. J Cataract Refract Surg, 1998, 24(1): 57-65.

58. HOLLADAY J T, MORAN J R, KEZIRIAN G M. Analysis of aggregate surgically induced refractive change, prediction error, and intraocular astigmatism[J]. J Cataract Refract Surg, 2001, 27(1): 61-79.

59. HOLLADAY J T, PRAGER T C, CHANDLER T Y, et al. A three-part system for refining intraocular lens power calculations[J]. J Cataract Refract Surg, 1988, 14(1): 17-24.

60. KAMIYA K, SHIMIZU K, IGARASHI A, et al. Assessment of anterior, posterior, and total central corneal astigmatism in eyes with keratoconus[J]. American Journal of Ophthalmology, 2015, 160(5): 851-857.

61. KANE J X, CONNELL B. A comparison of the accuracy of 6 modern toric intraocular lens formulas[J]. Ophthalmology, 2020, 127(11): 1472-1486.

62. KESSEL L, ANDRESEN J, TENDAL B, et al. Toric intraocular lenses in the correction of astigmatism during cataract surgery: A systematic review and meta-analysis[J]. Ophthalmology, 2016, 123(2): 275-286.

63. KHAN M I, MUHTASEB M. Prevalence of corneal astigmatism in patients having routine cataract surgery at a teaching hospital in the United Kingdom [J]. J Cataract Refract Surg, 2011, 37(10): 1751-1755.

64. KHEIRKHAH A, SAFI H, MOLAEI S, et al. Effects of pterygium surgery on front and back corneal astigmatism[J]. Can J Ophthalmol, 2012, 47(5): 423-428.

65. KLIJN S, REUS N J, VAN DER SOMMEN C M, et al. Accuracy of total corneal astigmatism measurements with a Scheimpflug imager and a color light-emitting diode corneal topographer[J]. American Journal of Ophthalmology, 2016, 167: 72-78.

66. KOCH D, KOHNEN T, OBSTBAUM S, et al. Format for reporting refractive surgical data[J]. J Cataract Refract Surg, 1998, 24(3): 285-287.

67. KOCH D D. The posterior cornea: hiding in plain sight[J]. Ophthalmology, 2015, 122(6): 1070-1071.

68. KOCH D D, ALI S F, WEIKERT M P, et al. Contribution of posterior corneal astigmatism to total corneal astigmatism[J]. Journal of Cataract & Refractive Surgery, 2012, 38(12): 2080-2087.

69. KOCH D D, HILL W, ABULAFIA A, et al. Pursuing perfection in intraocular lens calculations: I. Logical approach for classifying IOL calculation formulas[J]. J Cataract Refract Surg, 2017, 43(6): 717-718.

70. KOCH D D, JENKINS R B, WEIKERT M P, et al. Correcting astigmatism with toric intraocular lenses: effect of posterior corneal astigmatism[J]. J Cataract Refract Surg, 2013, 39(12): 1803-1809.

71. KOHNEN T. Astigmatism measurements for cataract and refractive surgery [J]. J Cataract Refract Surg, 2012, 38(12): 2065.

72. KOHNEN T. Posterior corneal astigmatism[J]. J Cataract Refract Surg, 2013, 39(12): 1795.

73. LENTON L. Standardized analyses of correction of astigmatism[J]. J Refract Surg, 2006, 22(7): 636-638, author reply 638.

74. LENTON L. Standardized analyses of correction of astigmatism: request for further clarification[J]. J Refract Surg, 2007, 23(4): 326-327, author reply 327-328.

75. LIU Y C, CHOU P, WOJCIECHOWSKI R, et al. Power vector analysis of refractive, corneal, and internal astigmatism in an elderly Chinese

population: the Shihpai Eye Study[J]. Invest Ophthalmol Vis Sci, 2011, 52 (13): 9651-9657.

76. MAEDEL S, HIRNSCHALL N, CHEN Y A, et al. Rotational performance and corneal astigmatism correction during cataract surgery: aspheric toric intraocular lens versus aspheric nontoric intraocular lens with opposite clear corneal incision[J]. J Cataract Refract Surg, 2014, 40(8): 1355-1362.

77. HJELMSTAD D, SAYEGH S I. Development of a universal toric intraocular lens calculator[C]// Society of Photo-Optical Instrumentation Engineers. Proceedings Volume 8930, Ophthalmic Technologies, XXIV. San Francisco: [s.n.], 2014.

78. MEHDIZADEH M. Age and refraction[J]. Ophthalmology, 2008, 115(11): 2097, author reply 2097-2098.

79. MIYAKE T, SHIMIZU K, KAMIYA K. Distribution of posterior corneal astigmatism according to axis orientation of anterior corneal astigmatism[J]. PLoS One, 2015, 10(1): e0117 194.

80. MONTALBAN R, PINERO D P, JAVALOY J, et al. Correlation of the corneal toricity between anterior and posterior corneal surfaces in the normal human eye[J]. Cornea, 2013, 32(6): 791-798.

81. MÜLLER-KASSNER A, SARTORY T, MÜLLER M, et al. Refractive and visual outcome of misaligned toric intraocular lens after operative realignment[J]. Am J Ophthalmology, 2021, 224: 150-157.

82. NAESER K. Conversion of keratometer readings to polar values[J]. Journal of Cataract & Refractive Surgery, 1990, 16(6): 741-745.

83. NAESER K, KNUDSEN E B, HANSEN M K. Bivariate polar value analysis of surgically induced astigmatism[J]. J Refract Surg, 2002, 18(1): 72-78.

84. NEMETH G, SZALAI E, BERTA A, et al. Astigmatism prevalence and biometric analysis in normal population[J]. Eur J Ophthalmol, 2013, 23(6): 779-783.

85. NEMETH G, VAJAS A, KOLOZSVARI B, et al. Anterior chamber depth measurements in phakic and pseudophakic eyes: Pentacam versus ultrasound device[J]. J Cataract Refract Surg, 2006, 32(8): 1331-1335.

86. NINN-PEDERSEN K. Relationships between preoperative astigmatism and corneal optical power, axial length, intraocular pressure, gender, and patient age[J]. J Refract Surg, 1996, 12(4): 472-482.

87. NOVIS C. Astigmatism and the toric intraocular lens and other vertex distance effects[J]. Surv Ophthalmol, 1997, 42(3): 268-270.

88. OLSEN T, HOFFMANN P. C constant: new concept for ray tracing-

assisted intraocular lens power calculation[J]. J Cataract Refract Surg, 2014, 40(5): 764-773.

89. PARDHAN S, BEESLEY J. Measurement of corneal curvature in young and older normal subjects[J]. J Refract Surg, 1999, 15(4): 469-474.

90. PARK D Y, LIM D H, HWANG S, et al. Comparison of astigmatism prediction error taken with the Pentacam measurements, Baylor nomogram, and Barrett formula for toric intraocular lens implantation[J]. BMC Ophthalmol, 2017, 17(1): 156.

91. PINERO D P, ALIO J L, TOMAS J, et al. Vector analysis of evolutive corneal astigmatic changes in keratoconus[J]. Investigative Ophthalmology & Visual Science, 2011, 52(7): 4054-4062.

92. REINSTEIN D Z, ARCHER T J, RANDLEMAN J B. JRS standard for reporting astigmatism outcomes of refractive surgery[J]. J Refract Surg, 2014, 30(10): 654-659.

93. REINSTEIN D Z, ARCHER T J, SRINIVASAN S, et al. Standard for reporting refractive outcomes of intraocular lens-based refractive surgery [J]. J Cataract Refract Surg, 2017, 43(4): 435-439.

94. REINSTEIN D Z, WARING G O, 3rd. Graphic reporting of outcomes of refractive surgery[J]. J Refract Surg, 2009, 25(11): 975-978.

95. REITBLAT O, LEVY A, KLEINMANN G, et al. Effect of posterior corneal astigmatism on power calculation and alignment of toric intraocular lenses: Comparison of methodologies[J]. J Cataract Refract Surg, 2016, 42(2): 217-225.

96. ROYSTON J M, DUNNE M C, BARNES D A. Measurement of posterior corneal surface toricity[J]. Optom Vis Sci, 1990, 67(10): 757-763.

97. ROZEMA J J, WOUTERS K, MATHYSEN D G, et al. Overview of the repeatability, reproducibility, and agreement of the biometry values provided by various ophthalmic devices[J]. Am J Ophthalmol, 2014, 158(6): 1111-1120. e1.

98. SACHDEV G S, SOUNDARYA B, RAMAMURTHY S, et al. Impact of anterior capsular polishing on capsule opacification rate in eyes undergoing femtosecond laser-assisted cataract surgery[J]. Indian journal of ophthalmology, 2020, 68(5): 780-785.

99. SAVINI G, HOFFER K J, CARBONELLI M, et al. Influence of axial length and corneal power on the astigmatic power of toric intraocular lenses[J]. J Cataract Refract Surg, 2013, 39(12): 1900-1903.

100. SAVINI G, HOFFER K J, DUCOLI P. A new slant on toric intraocular lens

power calculation[J]. J Refract Surg, 2013, 29(5): 348-354.

101. SAVINI G, NAESER K. An analysis of the factors influencing the residual refractive astigmatism after cataract surgery with toric intraocular lenses[J]. Invest Ophthalmol Vis Sci, 2015, 56(2): 827-835.

102. SAVINI G, NOESER K, SCHIANO-LOMORIELLO D, et al. Total corneal astigmatism measurements: Agreement between 2 rotating Scheimpflug cameras[J]. Cornea, 2017, 36(4): 463-469.

103. SAVINI G, SCHIANO-LOMORIELLO D, HOFFER K J. Repeatability of automatic measurements by a new anterior segment optical coherence tomographer combined with Placido topography and agreement with 2 Scheimpflug cameras[J]. Journal of Cataract and Refractive Surgery, 2018, 44(4): 471-478.

104. SAVINI G, VERSACI F, VESTRI G, et al. Influence of posterior corneal astigmatism on total corneal astigmatism in eyes with moderate to high astigmatism[J]. J Cataract Refract Surg, 2014, 40(10): 1645-1653.

105. SU P F, LO A Y, HU C Y, et al. Anterior chamber depth measurement in phakic and pseudophakic eyes[J]. Optom Vis Sci, 2008, 85(12): 1193-1200.

106. TAN C S, CHAN Y H, WONG T Y, et al. Prevalence and risk factors for refractive errors and ocular biometry parameters in an elderly Asian population: the Singapore Longitudinal Aging Study(SLAS)[J]. Eye (Lond), 2011, 25(10): 1294-1301.

107. TEJEDOR J, GUIRAO A. Agreement between refractive and corneal astigmatism in pseudophakic eyes[J]. Cornea, 2013, 32(6): 783-790.

108. TEJEDOR J, MURUBE J. Choosing the location of corneal incision based on preexisting astigmatism in phacoemulsification[J]. Am J Ophthalmol, 2005, 139(5): 767-776.

109. THEODOULIDOU S, ASPROUDIS I, KALOGEROPOULOS C, et al. Corneal diameter as a factor influencing corneal astigmatism after cataract surgery[J]. Cornea, 2016, 35(1): 132-136.

110. THIBOS L N, HORNER D. Power vector analysis of the optical outcome of refractive surgery[J]. J Cataract Refract Surg, 2001, 27(1): 80-85.

111. THIBOS L N, WHEELER W, HORNER D. Power vectors: an application of Fourier analysis to the description and statistical analysis of refractive error[J]. Optom Vis Sci, 1997, 74(6): 367-375.

112. TONN B, KLAPROTH O K, KOHNEN T. Anterior surface-based keratometry compared with Scheimpflug tomography-based total corneal

astigmatism[J]. Invest Ophthalmol Vis Sci, 2015, 56(1): 291-298.

113. UENO Y, HIRAOKA T, BEHEREGARAY S, et al. Age-related changes in anterior, posterior, and total corneal astigmatism[J]. J Refract Surg, 2014, 30(3): 192-197.

114. UENO Y, HIRAOKA T, MIYAZAKI M, et al. Corneal thickness profile and posterior corneal astigmatism in normal corneas[J]. Ophthalmology, 2015, 122(6): 1072-1078.

115. VENTURA B V, AL-MOHTASEB Z, WANG L, et al. Repeatability and comparability of corneal power and corneal astigmatism obtained from a point-source color light-emitting diode topographer, a Placido-based corneal topographer, and a low-coherence reflectometer[J]. Journal of Cataract and Refractive Surgery, 2015, 41(10): 2242-2250.

116. VISSER N, BAUER N J, NUIJTS R M. Toric intraocular lenses: historical overview, patient selection, IOL calculation, surgical techniques, clinical outcomes, and complications[J]. J Cataract Refract Surg, 2013, 39(4): 624-637.

117. VISSER N, BECKERS H J M, BAUER N J C, et al. Toric vs aspherical control intraocular lenses in patients with cataract and corneal astigmatism [J]. JAMA Ophthalmology, 2014, 132(12): 1462.

118. VISSER N, BERENDSCHOT T T, BAUER N J, et al. Accuracy of toric intraocular lens implantation in cataract and refractive surgery[J]. J Cataract Refract Surg, 2011, 37(8): 1394-1402.

119. VISSER N, BERENDSCHOT T T J M, VERBAKEL F, et al. Comparability and repeatability of corneal astigmatism measurements using different measurement technologies[J]. Journal of Cataract and Refractive Surgery, 2012, 38(10): 1764-1770.

120. WANG L, KOCH D D, HILL W, et al. Pursuing perfection in intraocular lens calculations: III. Criteria for analyzing outcomes[J]. J Cataract Refract Surg, 2017, 43(8): 999-1002.

121. WANG L, MAHMOUD A M, ANDERSON B L, et al. Total corneal power estimation: ray tracing method versus gaussian optics formula[J]. Invest Ophthalmol Vis Sci, 2011, 52(3): 1716-1722.

122. WANG M, CORPUZ C C, HUSEYNOVA T, et al. Pupil influence on the visual outcomes of a new-generation multifocal toric intraocular lens with a surface-embedded near segment[J]. J Refract Surg, 2016, 32(2): 90-95.

123. WARING G O, 3RD. Standard graphs for reporting refractive surgery[J].

J Refract Surg, 2000, 16(4): 459-466.

124. YANG S, BYUN Y S, KIM H S, et al. Comparative accuracy of barrett toric calculator with and without posterior corneal astigmatism measurements and the kane toric formula: Accuracy of the barrett and kane toric formulas [J]. Am J Ophthalmol, 2021, 231: 48-57.

125. ZHENG T Y, CHEN Z H, LU Y. Influence factors of estimation errors for total corneal astigmatism using keratometric astigmatism in patients before cataract surgery[J]. Journal of Cataract and Refractive Surgery, 2016, 42 (1): 84-94.